如何成为一个健康老人

老年人健康素养和健康管理知识读本

黑龙江省卫生健康委员会
黑龙江省疾病预防控制中心 编

U0386026

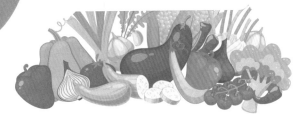

黑龙江科学技术出版社
HEILONGJIANG SCIENCE AND TECHNOLOGY PRESS

图书在版编目（CIP）数据

如何成为一个健康老人：老年人健康素养和健康管
理知识读本 / 黑龙江省卫生健康委员会, 黑龙江省疾病
预防控制中心编. -- 哈尔滨：黑龙江科学技术出版社,
2023.8
　　ISBN 978-7-5719-2093-7

　　Ⅰ. ①如… Ⅱ. ①黑… ②黑… Ⅲ. ①老年人 – 保健
　Ⅳ. ①R161.7

　　中国国家版本馆 CIP 数据核字(2023)第 148576 号

如何成为一个健康老人：老年人健康素养和健康管理知识读本
RUHE CHENGWEI YIGE JIANKANG LAOREN:LAONIANREN
JIANKANG SUYANG HE JIANKANG GUANLI ZHISHI DUBEN
黑龙江省卫生健康委员会 黑龙江省疾病预防控制中心 编

责任编辑　张云艳　许俊鹏
封面设计　单　迪
出　　版　黑龙江科学技术出版社
　　　　　地址：哈尔滨市南岗区公安街 70-2 号　邮编：150007
　　　　　电话：（0451）53642106　传真：（0451）53642143
　　　　　网址：www.lkcbs.cn
发　　行　全国新华书店
印　　刷　哈尔滨市石桥印务有限公司
开　　本　710mm×1000 mm　　1/16
印　　张　10
字　　数　180 千字
版　　次　2023 年 8 月第 1 版
印　　次　2023 年 8 月第 1 次印刷
书　　号　ISBN　978-7-5719-2093-7
定　　价　39.80 元

如何成为一个健康老人
——老年人健康素养和健康管理知识读本
编委会

前　言

随着社会的发展进步，卫生服务水平的不断提高，人类平均寿命的普遍延长，人口老龄化已经成为一个不容忽视的社会问题。黑龙江省是我国人口老龄化程度较为突出的省份之一，科学技术发展、医疗水平进步、人民生活水平提高，使人口平均寿命有了明显的提升；同时，黑龙江省的低生育率、人口流失等原因也加速了人口老龄化进程，老龄化态势逐渐加重，因而老年期疾病的预防和健康素养的提升将是我们面临的严峻挑战。

实施健康科普教育、普及健康科学知识是提高健康素养的重要手段，符合老年人阅读习惯的健康科普读物是引导老年群体建立正确健康观、树立个人是自己健康第一责任人理念以及提升健康素质的重要载体。针对黑龙江省人口老龄化的现状及老年健康容易出现的一些问题，黑龙江省卫生健康委员会组织黑龙江省疾病预防控制中心邀请相关领域专家，编写了《如何成为一个健康老人——老年人健康素养和健康管理知识读本》这本科普图书。

提高老年人健康素养，让老年人自主构建良好的生活方式，是实现健康老龄化之根本。多数疾病是基因和生活方式互相作用的结果，规律起居、合理饮食不仅是防病于未然的有效手段，也是促进康复、缩短病程、避免病情恶化必不可少的措施。本书内容涵盖健康素养，健康管理，老年期生理特点，老年人常见的慢性病、多发病及预防措施，老年心理特点、疾病及预防措施，对老年期的健康保健做出了详细指导，力求集科学性、知识性、科普性于一体，引导老年人践行积极健康的老龄观，实现老有所学、老有所乐、老有所为。由于时间仓促，疏漏或不足之处在所难免，诚挚希望广大读者提出宝贵意见。

编　者

2023 年 4 月

目　录

健康素养

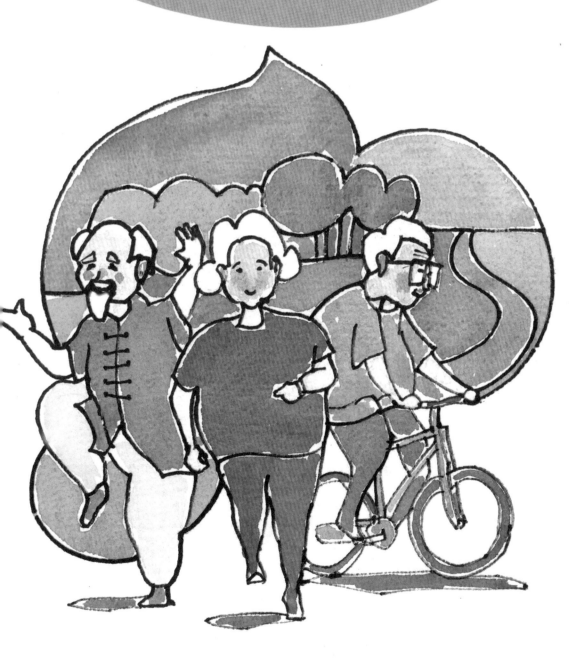

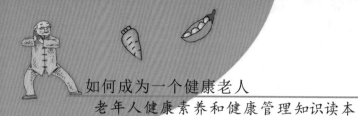

老龄化进程的加速，使老年人群成为健康维护的核心目标人群，健康素养对促进整个老年期的健康维护至关重要。

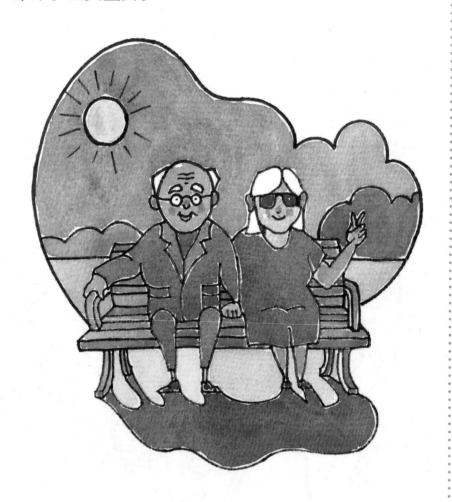

什么是健康素养

健康素养是指个人获取和理解基本健康信息和服务，并运用这些信息和服务做出正确决策，以维护和促进自身健康的能力。我国在《中国公民健康素养——基本知识与技能（2015 年版）》中进一步将健康素养划分为基本知识和理念、健康生活方式与行为以及基本技能三个方面，涵盖科学健康观、传染病防治、慢性病防治、安全与急救、基本医疗和健康信息六类问题。

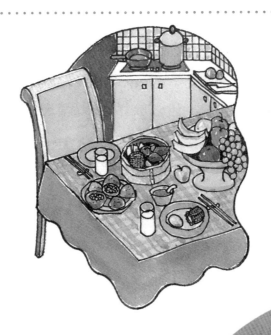

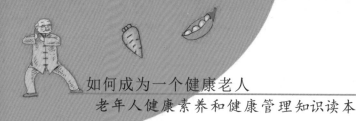
为什么说健康素养至关重要

　　提升健康素养是实现全民健康的前提，也是促进健康老龄化的重要策略和积极途径。老年人健康素养与健康状况密切相关，健康素养水平的提升对疾病的管理和康复非常重要。提高健康素养，能够更好地了解病情和治疗方案、掌握正确的慢性病管理技能、及时进行检查和复诊、注意饮食和生活习惯、避免疾病的进一步恶化。因此，提升健康素养水平可以促使老年人减少健康危险行为、选择健康的生活方式、增加自我健康管理能力、减少不良结果发生的可能性，从而提高老年人的健康水平和寿命，改善老年人的生活质量，使老年人度过幸福安康的晚年时光。

健康管理

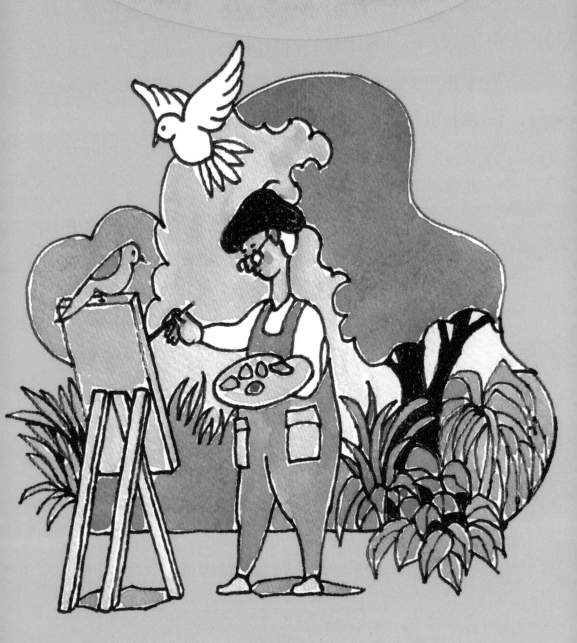

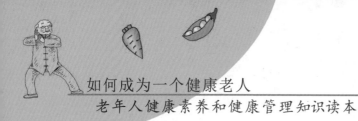

　　健康管理是指对个人或人群的健康危险因素进行全面管理的过程，在慢性病治疗与康复中具有重要作用。其宗旨是调动个人及集体的积极性，有效地利用有限的资源来达到最大的健康效果。

　　针对老年人健康管理这个概念，需要注意以下几点：

　　一是以现代健康概念为指导，意味着老年人的健康不仅仅是指身体健康，也包括老年心理健康和老年社会适应（老年人能适应所处的社会环境）。

　　二是老年健康管理的对象包括老年人个体和老年人群体，由于老年人的特殊性，老年人个人健康管理需要家庭和社会的参与，老年人群体的健康管理主要由社区组织和社会服务机构来承担。

　　三是老年健康管理中既有管理，又有服务，管理包括对老年人个体和老年人群体的健康状况及影响老年人健康的危险因素进行全面连续的监测、分析和评估。服务包括开展老年健康咨询、健康指导和健康危险因素干预活动。因此，老年健康管理被称为老年健康管理服务。

四是老年健康管理的目标是促进全体老年人健康。这就与《"健康中国 2030"规划纲要》中"人均预期寿命和健康预期寿命稳步提升，老年人健康水平不断提高"的目标相一致。

健康管理的意义和目的

健康管理是以预防和控制疾病发生与发展、降低医疗费用、提高生命质量为目的，针对个体及群体进行健康教育，提高自我管理意识和水平，并对与其生活方式相关的健康危险因素，通过健康信息采集、健康检测、健康评估、个性化健康管理方案、健康干预等手段持续加以改善的过程和方法。《"健康中国 2030"规划纲要》指出，要加强老年常见病、慢性病的健康指导和综合干预，强化老年人的健康管理意识。对老年人群体进行健康管理，改变其不良生活方式，在降低慢性病患病率、提高生命质量、提升社区居民健康水平和控制卫生总费用等方面具有积极意义。

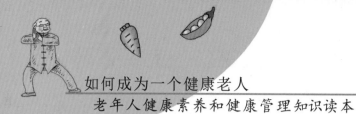

健康管理的主要内容

《国家基本公共卫生服务项目——老年人健康管理》规定，每年为辖区内65岁及以上常住居民，提供一次健康管理服务。主要内容包括：

一是生活方式和健康状况评估。通过询问，了解老年人基本健康状况、生活自理能力与吸烟、饮酒、饮食、体育锻炼等生活方式，以及既往所患疾病、目前慢性疾病常见症状与治疗情况等。

二是每年进行一次较全面的健康体检，包括一般体格检查与辅助检查。

三是告知本人或其家属健康体检结果并进行有针对性的健康指导，把发现确诊的原发性高血压和2型糖尿病等患者纳入相应的慢性病患者健康管理。

四是告知下次体检时间。

健康老年人的标准

什么是健康

健康是一种个人躯体、精神与社会和谐融合的完美状态，并非仅仅指没有疾病。

具体来说健康包括三个层次。

第一，躯体健康，指躯体结构完好、功能正常，躯体和环境之间保持相对的平衡。

第二，心理健康，又称精神健康，指人的心理处于完好的状态，包括正确认识自我、正确认识环境、及时适应环境。

第三，社会适应能力良好，个人的能力在社会系统内得到充分的发挥，个体能够有效地扮演与其身份相适应的角色，个人的行为与社会规范一致，和谐融合。养成积极的、多维的健康观是健康的最高目标。

健康老年人（healthy older adults）指 60 周岁及以上生活自理或基本自理的老年人，躯体、心理、社会三方面都趋于相互协调与和谐状态。

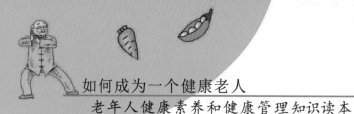

中国健康老年人的标准有哪些

中国健康老年人应满足下述要求：

（1）生活自理或基本自理。

（2）重要脏器的增龄性改变未导致明显的功能异常。

（3）影响健康的危险因素控制在与其年龄相适应的范围内。

（4）营养状况良好。

（5）认知功能基本正常。

（6）乐观积极，自我满意。

（7）有一定的健康素养，保持良好生活方式。

（8）积极参与家庭和社会活动。

（9）社会适应能力良好。

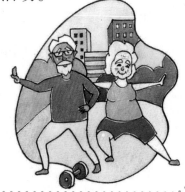

老年健康核心信息

积极认识老龄化和衰老

世界卫生组织在第二届世界老龄大会上正式提出"积极老龄化"的理论框架,将积极老龄化定义为:老年人能够充分发挥自身体力、精神及社会潜能,并按照自己的需求、愿望和能力去参与社会活动,以实现生活质量的提升,同时也能在需要帮助时获得充分的保障和照料。

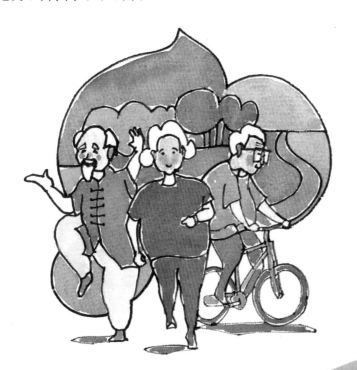

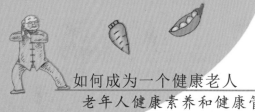
老年人要不断强化自我保健意识，学习自我监护知识，掌握自我管理技能，发现和规范治疗早期疾病，对于中晚期疾病以维持功能为主。

（1）什么是衰老？

衰老是人体正常的自然生理过程，生老病死是自然规律。老年人不要为"老"而发愁，要树立正确的老年健康观。

（2）世卫组织（WHO）关于老年期的年龄划分标准。

60 ~ 74 岁　年轻的老年人

74 ~ 90 岁　年长的老年人

90 岁以上　长寿的老年人

（3）我国关于老年期的划分标准。

老年前期（中年人）　45 ~ 59 岁

老年期（老年人）　60 ~ 89 岁

长寿期（长寿老人）　>90 岁

百岁老人　>100 岁

合理膳食、均衡营养

合理膳食、均衡营养能够有效维护老年人的免疫功能，是老年人身体健康的必需因素。

老年人饮食要定时、定量，粗细搭配、荤素搭配。

每日食物品种应包含粮谷类、杂豆类、薯类、肉类、蔬菜、水果、奶类以及坚果类等，保持食物品种丰富，利用食物营养互补，达到全面营养的目的。为使主食与副食多样化，并保持各营养素比例，老年人的饮食最好要保证由五类食物组成，以提供完善全面的营养；控制烹调油和食盐的摄入量；注重饮食清淡，不宜过饱。

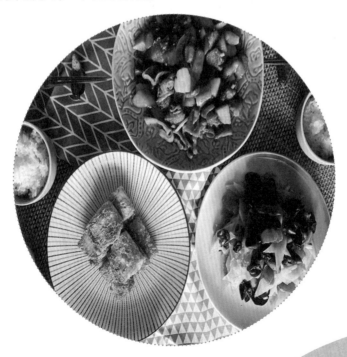

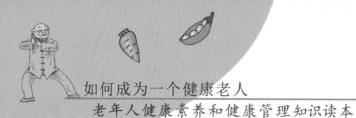

　　建议三餐、两点，一日三餐能量分配为早餐约30%，午餐约40%，晚餐约30%，上、下午各加一次零食或水果。

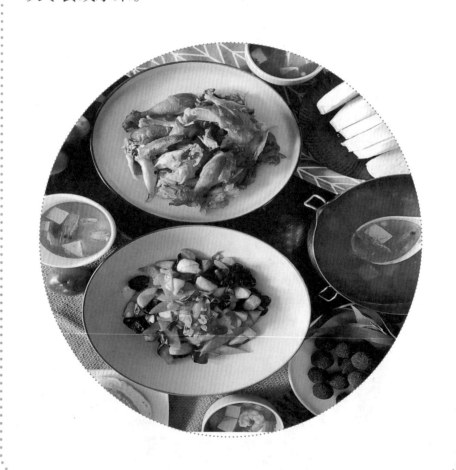

《中国居民膳食指南（2022）》针对 65 ~ 79 岁的老年人，提出四条核心建议：

（1）食物品种丰富，动物性食物充足，常吃大豆制品。

（2）鼓励共同进餐，保持良好食欲，享受食物美味。

（3）积极户外活动，延缓肌肉衰减，保持适宜体重。

（4）定期健康体检，测评营养状况，预防营养缺乏。

针对 80 岁及以上的高龄老年人，提出补充建议：

（1）食物多样，鼓励多种方式进食。

（2）选择质地细软，能量和营养素密度高的食物。

（3）多吃鱼禽肉蛋奶和豆类，适量蔬菜配水果。

（4）关注体重丢失，定期营养筛查评估，预防营养不良。

（5）适时合理补充营养，提高生活质量。

（6）坚持健身与益智活动，促进身心健康。

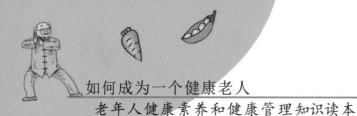
此外，应注意减盐、减油和减糖。

减盐

（1）认识高盐饮食的危害。

食盐摄入过多可使血压升高，可增加胃病、骨质疏松、肥胖等疾病的患病风险。

（2）控制食盐摄入量。

《中国居民膳食指南（2022）》推荐 65 岁以上老年人每日应不超过 5 克。

（3）使用定量盐勺。

少放 5% ~ 10% 的盐并不会影响菜肴的口味。使用定量盐勺，尝试用辣椒、大蒜、醋和胡椒等为食物提味。

（4）少吃咸菜，多食蔬果。

少吃榨菜等咸菜和酱制食物。建议每餐都有新鲜蔬果。

（5）少吃高盐的包装食品。

少吃熟食肉类或午餐肉、香肠和罐头食品，建议选择新鲜的肉类、海鲜和蛋类。

（6）逐渐减少钠盐摄入。

减盐需要循序渐进，味觉对咸味的需求会随着时间的推移逐渐降低。

（7）阅读营养成分表。

在超市购买食品时，尽可能选择钠盐含量较低的包装食品以及具有"低盐""少盐"或"无盐"标识的食品。

（8）外出就餐选择低盐菜品。

尽可能减少外出就餐，主动要求餐馆少放盐，尽量选择低盐菜品。

（9）关注调味品。

建议选择低盐酱油，减少味精、鸡精、豆瓣酱、沙拉酱和调料包的用量。

（10）警惕"藏起来"的盐。

一些方便食品和零食尝起来虽然感觉不到咸味，但都含有较多的不可见盐，建议少食用"藏盐"的加工食品。

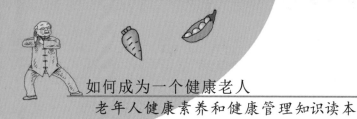

减油

（1）科学认识烹调油。

烹调油有助于食物中脂溶性维生素的吸收利用，是人体必需脂肪酸和维生素 E 的重要来源。但过多脂肪摄入会增加糖尿病、高血压、血脂异常、动脉粥样硬化和冠心病等慢性病的发病风险。

（2）控制烹调油摄入量。

《中国居民膳食指南（2022）》推荐，每人每天烹调用油量不超过 25 ～ 30 克。

（3）学会使用控油壶。

把全家每天应食用的烹调油倒入带刻度的控油壶，炒菜用油均从控油壶中取用，坚持家庭定量用油，控制总量。

（4）多用少油烹调方法。

烹调食物时尽可能选择不用或少量用油的方法，如蒸、煮、炖、焖、水滑、熘、凉拌、急火快炒等。

（5）少用多油烹饪方法。

建议少用煎炸的方法来烹饪食物，或用煎的方法代替炸，也可减少烹调油的摄入。

（6）少吃油炸食品。

少吃或不吃如炸鸡腿、炸薯条、炸鸡翅、油条、油饼等油炸食品，在外就餐时主动要求餐馆少放油并少点油炸类菜品。

（7）少用动物性脂肪。

建议减少动物性脂肪的食用量和频次，或用植物油代替，食用植物油建议不同种类交替使用。

（8）限制反式脂肪酸摄入。

建议每日反式脂肪酸摄入量不超过 2g。

（9）不喝菜汤。

烹饪菜品时一部分油脂会留在菜汤里，建议不要喝菜汤或用汤泡饭。

（10）关注食品营养成分表。

学会阅读营养成分表，在超市购买食品时，选择含油脂低、不含反式脂肪酸的食物。

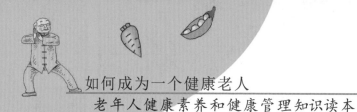
减糖

（1）减少添加糖的摄入。

各人群均应减少添加糖（或称游离糖）的摄入，但不包括天然水果中的糖和主食中的天然糖类。

（2）认识添加糖。

添加糖是指人工加入食品中的糖类，具有甜味特征，包括单糖和双糖，常见的有蔗糖、果糖、葡萄糖等。日常生活中的白砂糖、绵白糖、冰糖、红糖都是蔗糖。

（3）糖的危害多。

饮食中的糖是龋齿最重要的危险因素，过多摄入会造成膳食不平衡，增加超重、肥胖以及糖尿病等慢性疾病患病风险。

（4）控制添加糖摄入量。

《中国居民膳食指南（2022）》推荐成年人每人每天添加糖摄入量不超过 50g，最好控制在 25g 以下，糖摄入量控制在摄入总能量的 10% 以下。

（5）减少食用高糖类包装食品。

建议减少饼干、冰淇淋、巧克力、糖果、糕点、蜜饯、果酱等在加工过程添加糖的包装食品的摄入频率。

（6）烹饪过程少加糖。

家庭烹饪过程少放糖，尝试用辣椒、大蒜、醋和胡椒等为食物提味以取代糖，减少味蕾对甜味的关注。

（7）外出就餐巧点菜。

在外就餐时适量选择糖醋排骨、鱼香肉丝、红烧肉、拔丝地瓜、甜汤等含糖较多的菜品。

（8）用白开水替代饮料。

人体补充水分的最好方式是饮用白开水。在温和气候条件下，成年男性每日最少饮用1700mL（约8.5杯）水，成年女性最少饮用1500mL（约7.5杯）水。

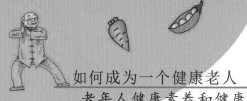

适度运动

老年人最好根据自身身体状况和爱好选择轻、中度运动项目，如快走、慢跑、游泳、舞蹈、太极拳等。另外，练习八段锦能有效帮助老年人预防失能失智。老年人锻炼要循序渐进，避免过量的体育锻炼，可以通过心率来控制运动量，确保锻炼后半小时内恢复平静，心率、呼吸次数及情绪状态均能恢复到锻炼前的水平。

每日最佳运动时间：上午 10—11 点和下午 3—5点，每次运动时间以 30～60 分钟为宜。

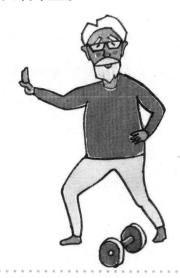

健康体重

（1）各个年龄段人群都应该坚持天天运动，维持能量平衡，保持健康体重。体重过低和过高均易增加疾病的发生风险。

（2）定期测量体重指数（BMI），维持健康体重。

BMI(kg/m²)= 体重 (kg)/ 身高 (m²)

18 岁及以上成年人：

体重指数 (BMI)<18.5，为体重过低

18.5 ≤ BMI<24，为体重正常

24 ≤ BMI<28，为超重

BMI ≥ 28，为肥胖

（3）成人健康体重取决于能量摄入与能量消耗的平衡，长期能量摄入大于能量消耗，体重增加；长期能量消耗大于能量摄入，体重减轻。通过合理饮食与科学运动即可保持健康体重。

（4）能量摄入适量，食物多样化，鼓励摄入以复合糖类、优质蛋白质为基础的低能量、低脂肪、低糖、低盐并富含微量元素和维生素的膳食。坚持规律饮食，切忌暴饮暴食。

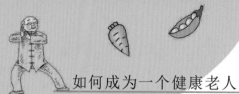

（5）按照"动则有益、贵在坚持、多动更好、适度量力"的原则，选择适合自己的运动方式。推荐每周应至少进行5天中等强度的运动，累计150分钟以上；坚持日常身体锻炼，平均每天主动行走6000步；尽量减少久坐时间，每隔1小时起来动一动，动则有益。

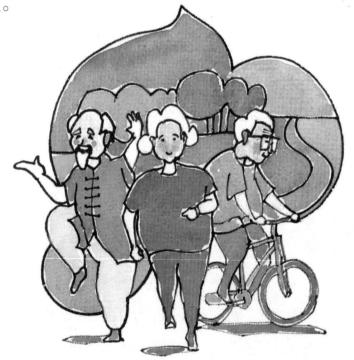

（6）超重肥胖者应长期坚持减重计划，但速度不宜过快。

超重肥胖者制订的减重目标不宜过高，减重速度控制在每周降低体重0.5 ～ 1 千克，使体重逐渐降低至目标水平。减少能

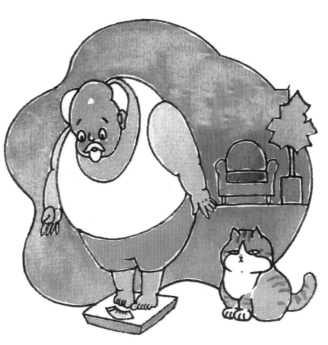

量摄入应以减少脂肪为主，每天膳食中的能量比原来减少约1/3为宜。运动时间应比一般健身长，每天应累计活动30 ～ 60分钟，每次活动时间最好不少于10分钟。建议做好饮食、身体锻炼和体重变化的记录，以利于长期坚持。

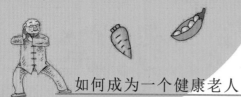

（7）老年人运动要量力而行，选择适宜的活动。老年人不必过分强调减重，建议每周坚持至少进行3次平衡能力锻炼和预防跌倒能力的活动，适量进行增加肌肉训练，预防少肌症。

（8）提倡安全减重，运动时做好保护措施，避免受伤，充足和良好的睡眠有助于减重。

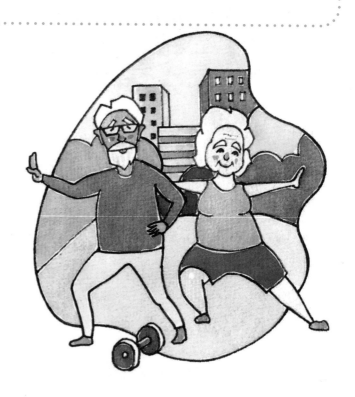

及早戒烟、限量饮酒

（1）吸烟的危害。

烟草是首要的可预防死因，吸烟和二手烟暴露会导致慢性呼吸疾病、恶性肿瘤、心脑血管疾病、糖尿病等多种疾病。

任何时候戒烟都不晚，戒烟的好处立时可见。戒烟的远期好处更加明显：

早戒烟，早受益。

戒烟 20 分钟	心率就会下降，血压也会轻微降低	戒烟 3 个月	肺功能改善
戒烟 12 小时	血液中的一氧化碳浓度降至正常值	戒烟 1 年	冠心病发病风险降低 50%
		戒烟 5 年	中风的发病风险下降至不吸烟者的水平
戒烟 24 小时	呼吸功能得到改善	戒烟 10 年	肺癌的发生率约为继续吸烟者的 50%
戒烟 2 天	尼古丁所致的不良反应消失	戒烟 15 年	冠心病的发病风险与不吸烟者相似

吸烟成瘾其实是一种慢性疾病。戒烟失败不是意志力不行，是没有采用正确的方法。专业的戒烟

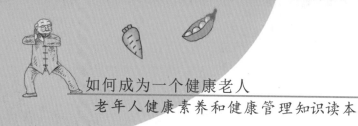

帮助可大幅度提高戒烟成功率。你可以前往戒烟门诊咨询专业医生，接受正规的戒烟行为干预治疗，或拨打戒烟热线进行戒烟咨询。

（2）过量饮酒的危害。

酒精是一级致癌物。研究显示，长期大量饮酒是引起脑萎缩和认知功能障碍的重要因素，而且两者之间又有密切联系，所以积极控制饮酒，采取合理的生活干预和医疗措施对防治老年人中枢神经系统功能障碍、延缓认知功能衰退具有积极意义。

《中国居民膳食指南（2022）》推荐成年人每日饮酒的酒精含量不超过 15 克，慢性病患者不应饮酒。要避免饮用烈性酒，切忌酗酒，戒酒需在医学专业指导下进行。

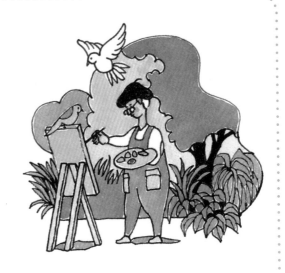

保持良好睡眠

人到老年，睡眠状况会越来越差，经常会出现入睡困难、容易惊醒、失眠等问题。睡眠障碍会影响老年人的日间功能，引起腰背痛等症状，也与多种精神疾病的发生和发展密切相关，睡眠障碍是老年人的常见症状。

（1）老年人失眠的症状特点。

老年人失眠表现为：入睡困难，翻来覆去。早上很早就醒了，夜间要醒很多次。

老年人失眠的特殊症状为：容易惊醒，而且醒后难以再入睡；看电视容易打瞌睡，可是上床又出现失眠的问题。

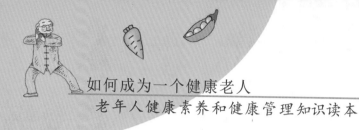

老年人刚睡时很疲倦，但只睡着一小时不到就醒了。这些都是老年人失眠的症状表现。

（2）治疗老年人失眠的方法。

拇指搓耳

两手拇指侧面紧贴耳下端，自下而上，由前向后，用力搓摩双耳1～2分钟。可以疏通经脉、清热安神，防止听力退化。

交叉搓脚

右脚掌心搓摩左脚背所有部位，再用左脚心搓摩右脚背所有部位；然后用右脚跟搓摩左脚心，再用左脚跟搓摩右脚心，共2～3分钟。此法可消除双足疲劳，贯通阴阳经脉。

双掌搓面

两手掌紧贴面部，用力缓缓搓面部所有部位1～2分钟。可以疏通面部经脉、防止皱纹产生、缓解精神疲劳。

双掌搓肩

两手掌用力搓摩颈肩肌群 1 ~ 2 分钟，重点在颈后脊柱两侧。可缓解疲劳，预防颈肩病变。

叠掌摩腹

两掌重叠紧贴腹部，先顺时针、再逆时针环摩腹部所有部位，重点在脐部及周围，共 2 ~ 3 分钟。可以强健脾胃，促进消化吸收。

推摩胸背

两手掌自上而下用力推摩前胸、后背、后腰，可以疏通脏腑经脉。

指尖按摩头

两手食指、中指、无名指弯曲成 45 度，用指端往返按摩头部 1 ~ 2 分钟。可以加强脑部供血，强健脑细胞，促进入睡。

掌推双腿

两手掌心相对，分别放在左腿内外侧，从大腿根部开始，由上而下顺推下肢 1 分钟。再以此方法推摩右腿 1 分钟，可缓解疲劳。

（3）保证老年人睡眠良好的措施。

老年人应劳逸结合，每天至少保证 7 ~ 8 小时

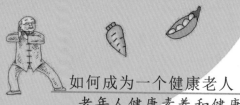
睡眠；

老年人每天最好午睡 1 小时左右；

如果有长期入睡困难或有严重打鼾并呼吸暂停的老年人，需警惕呼吸睡眠暂停综合征，应当及时就医；

如需使用安眠药，请遵医嘱。

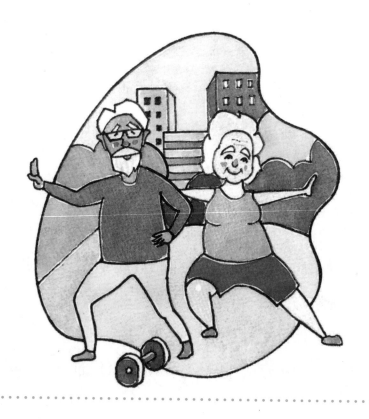

老年期生理特点

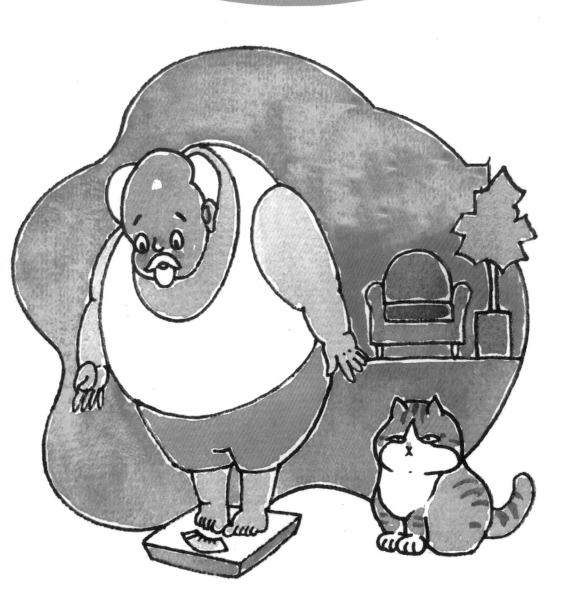

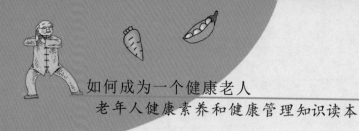

生理特点

随着年龄增长，老年人的身体器官、生理功能逐渐退化。老年人的生理特点可概括为：机体活力减退，生物效能减低，环境适应力减弱，器官应激能力衰退。

体表外形的变化

毛发变白，脱落；

脊柱弯曲；

皮肤松弛，出现褶皱、老年斑；

手掌及脚底皮肤过度角质化；

身高体重随年龄增长而降低。

运动系统的变化

老年人肌肉松弛，骨质疏松，运动系统易出现骨质增生、骨折、关节疼痛等常见病，常见骨折部位有手腕部、坐骨、股骨颈。

消化系统的变化

消化系统由消化管和消化腺两大部分组成。消化管包括口腔、咽、食管、胃、小肠和大肠等。临床上常把口腔到十二指肠的这一段称为上消化道，空肠及以下的部分称为下消化道。消化系统是人体八大系统之一。

1. 食管

由于食管肌肉顺应性下降，食管括约肌以上的食物流动阻力增加，老年人会出现食物逆向咽部的现象。同时，因缺乏有效的咀嚼和从咽部清除食物的能力下降，导致老年人误吸风险增加。

2. 胃

随着老年人年龄的增长，消化器官功能减退，日常活动减少，基础代谢率下降，食管平滑肌萎缩，收缩力减弱，食物排空延迟，吞咽功能下降。老年人胃黏膜变薄，腺细胞萎缩、退化，胃液分泌减少。胃酸、胃蛋白酶分泌减少，易造成胃黏膜损伤，胃酸对随食物进入胃内的细菌杀灭作用减弱，胃黏膜保护机制减弱，易发生胃溃疡、胃癌、胆囊结石等消化系

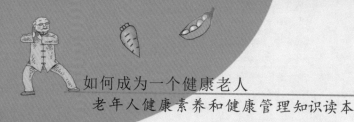

统疾病。

3. 小肠

老年期小肠绒毛中度萎缩，黏膜变粗，对一些微量营养素的吸收（如木糖、叶酸、B 族维生素、铜、钙及铁）可能会减弱。老年人糖类摄入较多会导致氢元素排泄较多，易致细菌在肠道繁殖。

4. 大肠

随着年龄增长，大肠黏膜萎缩，黏膜腺细胞和黏膜结构异常，肌层黏膜增生肥大，肌层萎缩。由于结肠的推进运动随年龄增长而减弱，导致 65 岁以上老人中约 1/4 患有慢性便秘；内脏感觉神经元减少也可致内脏反应减弱，如肠穿孔或缺血在老年患者中可能被忽略。憩室在年龄超过 65 岁的人群中常见，其形成是由于肠壁肌肉力减弱，顺应性下降，推进排泄的腹内压增加等；再加上较慢的大肠转运和节段收缩（而非推进收缩）增强，致水重吸收增加，使粪便坚硬并使肠壁功能进行性衰退。患结肠癌的风险随年龄增长而增加。

5.肝

肝是五脏之一，是体内以代谢功能为主的一个器官，储存肝糖，制造胆汁。随着年龄增长，肝体积缩小，肝血流量减少。血液是护肝养肝的基础，血流量的减少使肝内血液循环功能下降，肝脏吸收营养、代谢和清除毒素的能力也相应减退。

人在60岁后，肝细胞数量随年龄增长而锐减。85岁时肝细胞仅是40岁左右的50%，老年人的肝脏代谢功能、肝再生能力比青年人要明显下降。

6.胆囊

胆囊是位于人体右侧肋骨下肝脏后方的梨形囊袋，有浓缩、储存、调节排出胆汁和分泌黏液的功能，其中，排出胆汁是它的主要功能。随着年龄增长，老年人的胆囊会发生不同程度的损伤，继而出现多种不同类型的症状，如疼痛、恶心呕吐、高热、黄疸等，老年人的胆汁中有较高的成石指数，因而老年人易发生胆囊结石。

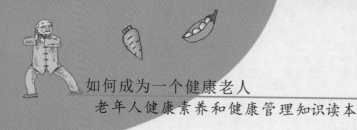
7.胰腺

胰是一个狭长的腺体,质地柔软,呈灰红色,位于腹后壁1~2腰椎体平面,分为胰头、胰体、胰尾三部分。胰腺虽小,但作用非凡,是人体中重要的消化器官之一。它的生理作用和病理变化都与生命息息相关。

胰腺的主要功能是分泌具有消化功能的胰液以及胰岛素、胰高血糖素等。随着年龄增长老年人胰腺外分泌也有适度改变,在摄入高脂肪或糖类时,表现出脂肪酶和淀粉酶输出减少,影响对脂肪和糖类的消化,容易导致血糖增高,引起糖尿病的发生。

呼吸系统的变化

呼吸系统是人体与外界空气进行气体交换的一系列器官的总称,包括鼻、咽、喉、气管、支气管及由大量的肺泡、血管、淋巴管、神经构成的肺,以及胸膜等组织。临床上常将鼻、咽、喉称为上呼吸道,气管以下的气体通道(包括肺内各级支气管)

部分称为下呼吸道。

1. 结构改变

由于肺弹性组织减少，导致肺泡管扩大，致使气体交换面积减少，肺弹性组织减少，弹性降低。随着年龄增长，肺泡表面活性物质也发生改变，肺泡发生蛋白变性，肺泡壁变薄，肺间质发生纤维化改变，肺部弹性降低。

2. 功能改变

老年人呼吸器官功能进行性减退和衰竭，导致肺活量下降，肺组织生理性功能减退，肺泡膨胀，毛细血管受压，肺活量降低。吸烟、饮酒过多均可导致气管纤维上皮细胞脱落，肺换气功能失调，残气量增加，呼吸次数增加，换气困难。

3. 呼吸系统发病率增加

支气管纤毛减少、咳痰困难、咳嗽功能下降、容易发生肺部感染、鼻腔黏膜萎缩、咽部淋巴组织萎缩、分泌物不易排出、容易感冒流涕，可使机体免疫功能降低，易发生感染，从而累及肺功能，造成呼吸衰竭。老年人的肺通气、换气功能减退，老年人呼吸系统功能降低，表现为肺通气量、肺活量

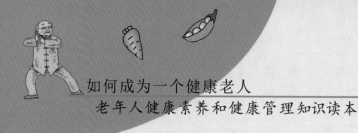
降低、肺残气量增加、动脉血氧含量降低等。由于老化引起的结构和功能改变，老年人肺炎发生率增加、缺氧的可能性增加、最大吸氧量降低。

心血管系统的变化

心血管系统又称"循环系统"，由心脏、动脉、毛细血管和静脉等组成。它是一个密闭的循环管道，血液在其中流动，将氧、各种营养物质、激素等供给器官和组织，又将组织代谢的废物运送到排泄器官，以保持机体内环境的稳态、新陈代谢的进行和维持正常的生命活动。

1.结构改变

人的心脏只有自己的拳头大小，如此小巧的心脏却要勤劳而辛苦地不停收缩和舒张，随年龄增加，老年人的心血管系统结构发生改变，一是血管硬化，血液阻力增大，出现心肌肥厚，常见的就是左心室肥厚；二是心脏瓣膜反流，心脏瓣膜进行着周而复始的开闭交替运动，因为机械的刺激会造成瓣膜周圆逐渐扩大，从而造成瓣膜反流；三是钙化，若瓣膜钙化，会造成瓣膜关闭不全和狭窄，若钙化发生在传导系统，则会引发心律失常。此外，老年人由于心包脂肪增多，心内膜进行性增厚，心肌内动脉血管的内膜类脂质沉着，管壁变厚、变硬、失去弹性，心肌出现退行性变化，心肌收缩力减弱、心跳减慢，因而易出现期前收缩、心房颤动及传导功能的变化。

2. 功能改变

心血管功能包括心肌功能、心脏功能与循环功能。

老化的心脏会出现一系列功能改变和代偿反应。对负荷增加的承受能力降低和心脏储备功能减退；心率减慢，心排血量减少，造成器官供血不足，心肌障碍或病变主要来自心肌缺血。心肌缺血引起的心绞痛是冠状动脉粥样硬化、狭窄导致的心肌供血不足或短暂中断，而心肌较长时间且严重性缺血与供血中断，则可造成心肌梗死。心脏不停地交替性收缩与舒张，才能使心血管系统的血液循环流动。心脏功能包括心肌、传导组织和瓣膜的功能，三者

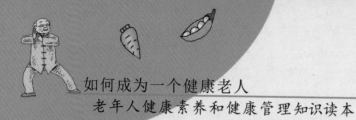

任一功能发生异常或病变，均可造成循环功能紊乱。

3. 心脏的自我保护和修复过程

心脏自身会随年龄增长出现心肌损伤修复，然而这种修复会加速心肌重构，进而加重功能障碍。

4. 心血管疾病发生率增加

心血管疾病种类很多，包括心力衰竭、心律失常、高血压、心脏瓣膜疾病等。随着年龄增长，高血压和冠状动脉疾病危险性增加。研究发现，冠状动脉疾病的发病率在 60 岁以上男性和 80 岁以上女性中高达 75%。目前，我国心血管病患病率及死亡率仍处于上升阶段。据统计数据显示，截至目前，我国心血管病现患者为 2.9 亿，死亡率居首位，占居民疾病死亡构成的 40% 以上；农村心血管病死亡率持续高于城市。

神经系统的变化

神经系统是机体内起主导作用的系统，分为中枢神经系统和周围神经系统两大部分。中枢神经通过周围神经与人体其他各个器官、系统发生极其广泛复杂的联系。神经系统在维持机体内环境稳态、保持机体完整统一性及在与外环境的协调平衡中起着主导作用。

随着年龄增长，老年人神经系统发生老化，引起老年人在心理、智能、听觉、视觉、触觉、智力、学习、行为等方面的改变，本书帮助老年人充分认识神经系统老化的特点，为更安逸、幸福的老年生活提供理论支持。

1. 结构改变

大脑整体的体积和重量减少，大脑皮质萎缩、脑沟扩大、脑室扩大、脑血流量减少。这些变化是神经细胞损失所致。

2. 功能改变

出现一系列脑功能、心理和智能等方面的相关变化。例如，听觉、视觉、触觉和位置觉等敏感性降低，向中枢神经传导神经以及从中枢神经反馈的信息量

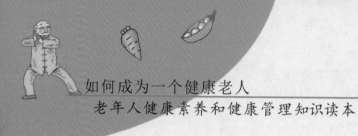

均有所减少，传导速度变慢，反射迟钝，因此，老年人只能胜任节奏较慢和活动量轻的工作。一般先出现程度不同的"近记忆"衰退，"远记忆"常保持较久，这是多数老年人生理性神经系统老化的现象。

3. 有效预防

日常生活中时间充裕而不需匆忙完成的事，如阅读、写作、下棋、作画、养鸟和种花等，老年人都可以做得很好。根据个人的健康状况，可从事、些力所能及的活动和工作，借以颐养身心。

4. 神经系统发病率增加

老年痴呆症、记忆丧失和退化性疾病如帕金森病等多发。临床表现为反应迟钝，对冷、热、疼痛及外界事物的反应减慢。记忆力下降，特别是近期记忆力下降明显。运动迟缓，平衡能力下降，容易跌倒。

泌尿系统的变化

泌尿系统是由左右两个肾脏、左右输尿管、膀胱和尿道所组成的，是人体的主要排泄器官。肾脏为生成尿液的器官，尿液经输尿管储存于膀胱，当储存到一定量时，通过神经反射作用，经尿道排出体外。

1. 结构改变

泌尿系统最常见的变化是肾体积减小，重量减轻，皮质变薄，肾单位数量减少。一是老年人肾血流量减少。二是老年人肾脏滤过率降低。三是老年人肾小管的重吸收功能与排泄功能减退，肾脏浓缩能力不足，出现尿多而频及夜间尿量增加、比重下降的现象。四是老年人的膀胱肌肉萎缩，纤维组织增生，容量变小。五是老年人的输尿管、膀胱容易形成憩室，导致细菌存留，故容易发生泌尿系统感染。

2. 功能改变

肾脏的主要功能包括：排泄体内代谢产物、调节水电解质代谢、维持体内酸碱平衡等功能。人体的衰老是随着年龄的增长而逐渐出现的，肾脏的老

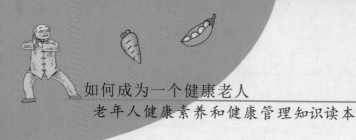

化也不例外。从 40 岁开始，伴随全身各器官功能减退，肾脏的组织结构渐渐发生改变，肾功能随之衰退。由于老化现象是缓慢地随增龄而进展的，因此在老年前期，甚至老年期，如无明显病理因素刺激，一般肾功能可以完全维持正常。个体差异与老年人的身体素质、有无疾病、是否经常吃药等多种因素有关。但一般来说，在老年阶段，肾脏受衰老和疾病双重影响。随着年龄增长肾的结构和功能减退，自我稳定机能被削弱，对内环境变化适应能力差，容易受到损伤。无论是创伤、手术、药物反应、电解质紊乱还是感染侵袭等均有可能造成病变。另外，老龄者易患的全身性疾病，如动脉硬化、糖尿病、高血压、痛风、骨髓瘤等也是造成老年肾功能减退的原因。因此，从年轻时就要注意保护肾脏，推迟肾脏的老化。

预防肾脏的损害：

（1）注意全身疾病对肾脏的损害，如高血压、糖尿病、痛风、结缔组织疾病等，应积极控制原发病，定期化验小便，早期发现肾损害，早期治疗。

（2）注意饮食的规律性和合理性，切勿暴饮暴食，随着年龄增长还须节制饮食，切忌过饱、蛋白质摄入过多，不吸烟、不酗酒。

（3）注意慎重用药，未经大夫处方不要乱服，尤其是抗生素、止痛剂的使用，要遵医嘱，尽量避免使用可能损害肾脏的药物。也不要乱吃偏方，误了治疗时机，损害了肾脏。

（4）适量多喝水、不憋尿，每天充分喝水，随时排尿，尿路不易感染，亦不易患结石。

（5）定期做体检，测量血压、体重，检查尿量和尿常规、肾功能、血糖等。

（6）注意保暖，勿受凉，及时增添衣服。避免接触易感人群，预防感冒和感染。

（7）注意锻炼身体，选择适合自己的运动方式坚持锻炼，以增强体质，提高免疫抗病能力。

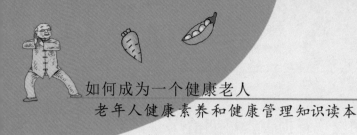

生殖系统的变化

结构和功能改变。

老年女性由于卵巢功能衰退，不再周期性地分泌雌激素和孕激素，体内激素水平下降就会导致子宫出现萎缩的症状，并且卵巢也会出现萎缩、变小、变硬的症状，阴道局部的黏膜会相对变薄。由于分泌物减少，常发生老年性阴道炎。男性于55岁以后，睾丸逐渐退化，阴囊皮肤失去弹性。在未受到刺激时，阴囊皮肤依然很薄、很松懈，有很多皱褶，即便受到刺激，也不像年青人那样皱褶全部消失；睾丸提升反应减退，而且阴茎达不到完全勃起。

内分泌系统

内分泌系统是由内分泌腺体、内分泌组织、内分泌细胞组成的一整套体液调节系统。分泌系统是机体的重要调节系统，它与神经系统相辅相成，共同调节机体的生长发育和各种代谢，维持内环境的稳定，并影响行为和控制生殖等。

1.下丘脑和垂体的变化

下丘脑和垂体是所有内分泌腺的"司令部"，它们的变化会直接影响内分泌系统的功能。由于细胞数量减少，它们的重量减轻。具体地说，垂体中具有分泌促激素作用的腺垂体部分的胶样物质增多，而其他部分则有结缔组织增生地现象。

2.肾上腺和甲状腺的变化

随着年龄的增长，老年人肾上腺发生不同程度的纤维化，腺体重量变轻，其中脂褐素等含量增加；调节蛋白质、糖类及脂肪代谢的皮质醇、雄酮和调节水盐代谢的醛固酮的分泌量都减少，血液和尿中皮质激素及其代谢物的含量也降低。

3.松果体和褪黑素的变化

松果体是一个位于间脑顶部血管丰富、分泌功能旺盛的内分泌腺。它主要合成和分泌褪黑素、5-羟色胺及其衍生物和多肽类激素(如催产素)。除对昼夜节律起主要调控作用外，在维持机体内环境稳定和生殖活动中也起着重要作用。

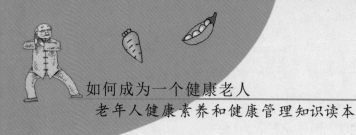

4. 胰岛的变化

胰腺的胰岛可分泌 4 种激素。其中，α 细胞分泌的胰高血糖素和 β 细胞分泌的胰岛素与糖代谢有关。β 细胞分泌的胰岛素被运送至肝脏后，能与相应的受体结合，对调节糖代谢、维持血糖稳定，起着重要作用。随着年龄的增长，β 细胞数目减少，胰岛细胞渐趋萎缩，并有脂褐素沉积，胰岛素分泌因而减少；胰岛的功能减退，对葡萄糖刺激的应答能力减弱；加之肝细胞膜表面的胰岛素受体减少，对胰岛素的敏感性降低。

5. 垂体——性腺的变化与更年期综合征

性腺，分别指女性的卵巢和男性的睾丸。它们分别合成和分泌雌激素和雄激素，是完成生殖功能的物质基础。更年期是中年期向老年期过渡的阶段，也是由生殖兴盛期向衰老期的过渡，是人生历程中必须经过的生理过程。

6. 功能改变

老年人内分泌系统的改变主要表现为适应能力及应激反应能力降低。内分泌系统的衰老主要表现为腺体萎缩、重量减轻、血供减少、功能减退，带来的主要后果是生殖能力的丧失和应激反应能力的下降。这些表现为运动能力及对创伤的耐受能力下降，疲劳恢复的时间延长，还有怕冷、皮肤干燥、脱发较多、心跳减慢及易出现忧郁等现象。

7. 老年内分泌多发疾病

甲状腺疾病：包括单纯性甲状腺肿、甲亢、甲减、甲状腺结节、甲状腺炎等。

糖尿病及其并发症：糖尿病酮症酸中毒、糖尿病乳酸酸中毒、糖尿病合并感染、糖尿病性大血管病变、糖尿病视网膜病变、继发性糖尿病等。

肾上腺疾病：肾上腺皮质功能减退症、皮质醇增多症、原发性醛固酮增多症、继发性醛固酮增多症、嗜铬细胞瘤等。

水电解质代谢失常：如水钠代谢失常、钾代谢失常、镁代谢失常、钙代谢失常等。

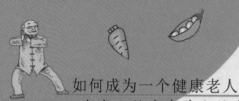
　　其他疾病：低血糖症、酸碱平衡失调综合征、蛋白质与维生素代谢疾病、肥胖病、高脂血症、高尿酸血症和痛风、骨质疏松症、多发性内分泌腺肿瘤综合征等。

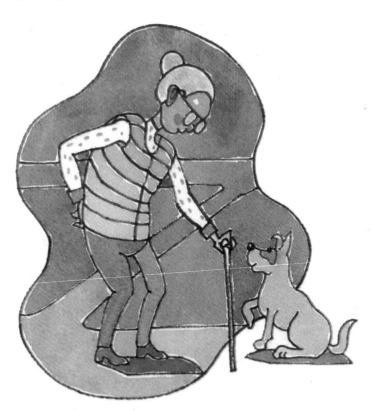

老年期各系统的生理性老化

随着年龄的增长，机体老化是不可避免的，熟悉人体老年期各系统的变化特点，就可以正确对待衰老，及时应对、调节老化带来的不适，对于提高老年人老年期生活质量具有重要意义。

皮肤系统

人体的皮肤随着年龄的增长而逐渐衰老，皮肤衰老是一个复杂的、多因素综合作用的过程，皮肤的正常老化包括皮肤萎缩、弹性降低、代谢受损等，根据衰老成因的不同可分为内源性衰老和外源性老化。

内源性衰老也称自然衰老，它是生物体生老病死的自然规律，是任何人也阻挡不了的。40岁以后，人体的皮肤逐渐进入衰老状态，真皮弹性蛋白的生物合成明显下降，导致水合作用减弱，皮肤干燥，弹性降低；角质层的通透性增加，皮肤的屏障功能降低，导致角质层内水分含量减少，皮肤处于缺水状态，看上去皱巴巴的，松弛、发黄、粗糙；皮肤附属器

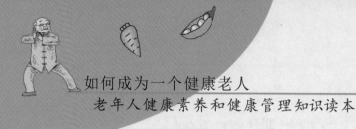

官的功能减退，汗腺和皮脂腺的分泌功能随着年龄的增加而逐渐减弱，导致分泌的汗液和皮脂量减少，皮肤的新陈代谢速度减慢，真皮内的弹力纤维和胶原纤维功能降低，使得皮肤张力和弹力的调节作用减弱，皮肤易出现皱纹；皮肤吸收不到充分的营养，皮下脂肪储存不断减少，导致真皮网状层下部失去支撑，造成皮肤松弛。

外源性老化是指由外界因素如紫外线辐射、吸烟、风吹日晒以及接触有毒有害化学物质而引起的皮肤老化，它是可以控制的。

感觉系统

1. 视觉

随年龄增长，眼睛结构发生变化，眼眶周围组织萎缩，眼睑松弛；泪腺功能、杯状细胞功能下降；尽管泪液产生减少，但泪眼更常见，因为组织萎缩导致的泪点位移致不能有效排水；结膜萎缩、变黄；

角膜触觉敏感性下降 50%；胆固醇酯、胆固醇和中性脂肪在角膜组织中沉积，引起角膜老年环（呈环状黄色、白色沉积在角膜周边部）。神经元的损失致视网膜变薄，晶状体和虹膜的变化导致"老花眼"。40 岁以后逐渐形成"老花眼"，静态视力（静止的物体）持续退化和动态视力（运动的物体）更明显地退化；随年龄增加，合成色素能力下降，对低光照的适应能力变弱；晶体的改变增加了散光，使老年人对眩光敏感，晶体摘除后，眩光的阈值变得正常，对比敏感度下降。因此，老年人需要增加颜色区分目标和背景，在生活环境设计时应该考虑。

视力下降会影响老年人的身体健康及生活质量，老年人要定期检查视力。能够影响老年人视力的病症主要有白内障、青光眼、黄斑病变、屈光不正等。随着年龄的增长，眼球调节能力逐渐下降，必然会出现视力衰退的现象。当发现视力开始明显下降时，应到专业的医疗机构进行检查，确定引起视力下降的真正原因，并采取相应的矫正及治疗措施。

2. 听觉

随年龄增加，外耳道壁变薄，耵聍变得干燥和

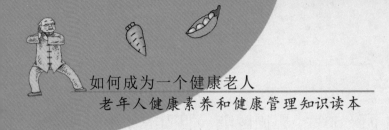

坚硬，可增加老年人耳垢栓塞的风险。虽然随年龄增加听小骨关节退化，但听小骨的声音传输是完好的。螺旋器毛细胞丢失，会影响耳蜗底端高频响应能力；神经元支配的耳蜗和大脑的听觉中枢丢失；基底膜相关的感觉器官变硬，可发生钙化；血管纹毛细血管变厚；螺旋韧带退化。这五种变化中占主导地位的是与年龄相关的听觉变化，结果是听力丧失，特别是高频听力（老年性耳聋），且言语识别和声音源定位困难。一些老年人常说他们不能听清，事实上是不能理解。许多辅音（T、K、Ch）属于高频音，患者如果不能听到这些声音，就可能不理解别人所讲的话。因此，对老年人与其重复响亮的声音，不如换个说法重新解释问题。另外，老年人可能很难从背景噪声中识别声音目标，给其进入社交场合或嘈杂的环境中进行交流带来影响。

预防听力下降。听力下降会导致大脑功能退化，从而增加患阿尔茨海默病的风险，要重视老年人的听力下降：

（1）避免随便挖耳，少喝浓茶、咖啡。

（2）严格掌握应用耳毒性药物（如庆大霉素、链霉素等）的适应证。

（3）在日常生活中，注意营养，补充钙、铁、锌等微量元素，养成良好的饮食习惯。保持心态平和、情绪稳定。

（4）力求相对安静的生活环境，避免在噪声大的场所停留时间过长。

（5）听力下降严重时，要及时到正规的医疗机构检查，必要时佩戴助听器，佩戴助听器是对老年性耳聋干预最有效的手段之一。

3. 味觉和嗅觉

随年龄增加舌乳头数减少，但单个乳头神经生理反应仅发生最低程度的改变，故味觉灵敏度和味蕾数之间没有关系。老年人味觉损失在很大程度上不是味觉本身所致。因此，随着年龄的进一步增长，味觉的灵敏度降低，需要将更多的盐（2 ~ 3倍）加到汤里，才能得到老年人的赞赏。

随年龄增加，嗅觉敏感度显著下降，在80岁健

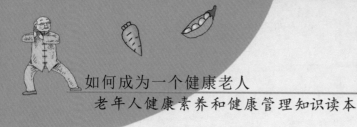

康人中检测到嗅觉阈值增加超过 50%，从而导致老年人对熟悉气味识别能力降低，包括识别变质的食物和煤气气味的能力。嗅觉对维持食欲至关重要，味觉和嗅觉敏感性降低导致老年人对食物的享受降低，分辨混合或组合食物的能力降低。

4. 口腔疾病

世卫组织在 2001 年提出中老年人牙齿保健目标——"8020"，即 80 岁的老年人至少应有 20 颗不松动的"功能牙"。但根据全国口腔健康流行病学调查显示，我国 60 岁以上老年人平均缺牙 10 颗左右，龋齿率高达 98%。可见，很多老年人是没有达到这一标准的。

老年人常见的口腔疾病：

龋齿：是牙体组织逐渐毁坏、崩解的一种牙病，如不及时治疗可能导致牙齿缺失。

牙周炎：是指病变已累及深层牙周组织，牙槽骨破坏吸收，牙齿出现松动，牙床反复出现疼痛、脓包。反复发作的牙周炎是老年人牙齿脱落的主要原因。

牙齿缺失：据报道，老年人中缺牙者约占70%。龋齿及牙周炎是老年人丧失牙齿的主要原因。

口腔黏膜白斑：是老年人中比较常见的黏膜病，其发病原因尚不清楚，一旦发现口腔黏膜内出现擦不掉的白色斑块时，应及时到医院检查，以做到早期诊断早期治疗。

牙本质敏感症：老年人用凉水刷牙或者口腔吹进凉风时引起牙齿酸痛。牙本质敏感主要是由于牙齿损耗，牙釉质逐渐磨损，导致感觉神经末梢纤维丰富的牙本质小管直接暴露在了口腔环境中，从而不能抵御冷热酸甜的刺激出现的敏感反应。

老年人口腔是否健康，有以下 10 个指标：牙齿清洁、没有龋洞、无缺牙、牙不疼、没有出血、牙齿排列整齐、牙齿和牙龈颜色正常、不塞牙、没有口臭、咬合舒适。

按照这个标准，别说是老年人了，可能许多年轻人也没有达标，比如牙齿排列整齐和没有口臭这两点，很多人都没有做到。由此也可以看出，人老

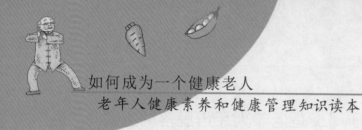

了掉牙并不是必然的。

牙齿健康关乎的不仅是牙齿和口腔健康，还跟其他疾病有关，有一种牙疼就叫心源性牙痛。牙若不好，有牙周病，没有积极治疗，时间长了，细菌就可能会乘虚而入，进入血液循环系统，进而影响到心脏健康。

另一种跟糖尿病有关，且两者互相影响。牙周病容易影响胰岛的正常功能，而对于糖尿病患者来说，也更容易出现牙周感染的问题。

老年人应如何保持口腔健康：

（1）坚持锻炼牙齿。

每天早晨起床前和睡觉前叩击牙齿，每次叩击100～200次，可以让牙齿更坚固。老年人的牙齿可能已经出现松动的情况，所以在叩齿的时候不可以用力过大、过猛，防止伤害到牙齿。

（2）温水刷牙。

保护牙齿，坚持用温水刷牙、漱口，减少牙齿的不适症状，有利于牙齿健康。

（3）及时修补缺损牙齿。

老年人牙齿容易松动脱落，如果出现缺牙时，应该尽早配上假牙，否则会让相邻的牙齿失去支撑力，出现倾斜、牙缝增大等。饮食后很容易导致牙缝中残留食物残渣，这样就可能会损害到牙齿和牙龈。

（4）多吃保护牙齿的食物。

核桃。核桃中含有丰富的蛋白质、脂肪油、钙、镁等营养物质。这些营养物质渗透到牙本质小管中后，会起到隔离的作用，可以减少冷、热、酸、甜对牙齿的刺激，所以能起到保护牙齿的作用。

芹菜。老年人应该适当地吃一些芹菜以保护牙齿，因为芹菜中含有粗纤维，咀嚼的时候，会擦去牙齿表面的细菌，牙菌斑出现的概率会大大降低，所以牙齿会更健康。

洋葱。洋葱中含有硫化合物，这种物质可以起到很好的抗菌作用。所以常吃洋葱，可以消除牙齿表面的细菌，起到保护牙齿的作用。

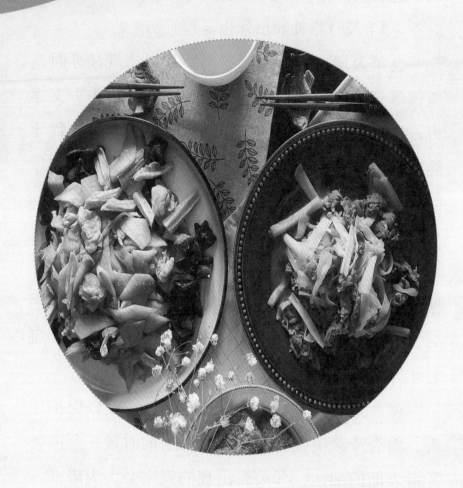

老年人常见的慢性病、多发病及预防措施

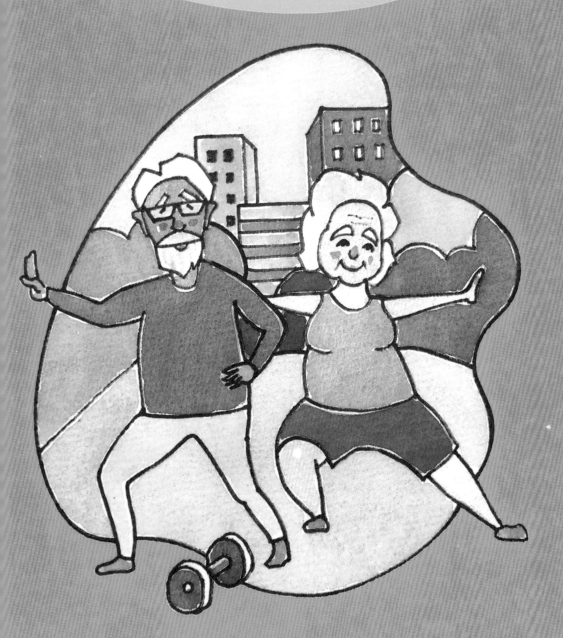

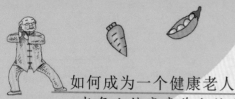

高血压病

什么是高血压病

高血压病是指在未使用降压药物的情况下，非同日 3 次诊室血压测量收缩压 ≥ 140mmHg 和（或）舒张压 ≥ 90mmHg，可诊断为高血压。

家庭连续规范测量血压 5 ~ 7 天，平均血压 ≥ 135/85mmHg 可考虑诊断为高血压，建议就诊。

高血压的流行与危害

高血压是最常见的慢性病之一，是心脏病、脑卒中、肾病发病和死亡的最重要的危险因素。我国因心脑血管病导致的死亡占居民总死亡的40%以上，约70%的脑卒中死亡和约50%的心肌梗死与高血压密切相关。

定期测量血压

（1）18 岁及以上成人定期自我监测血压，至少每年测量 1 次血压，关注血压变化。

（2）超重或肥胖、高盐饮食、吸烟、长期饮酒、长期精神紧张、体力活动不足等高血压高危人群和血压为正常高值者（120 ~ 139/80 ~ 89mmHg），应经常测量血压。

（3）医疗机构对 35 岁以上首诊居民测量血压，发现血压升高，应持续监测。

（4）积极提倡高血压患者在家庭自测血压和加强自我管理，血压达标且稳定者，每周自测血压 1 次；血压未达标或不稳定者，应增加自测血压的次数。

（5）推荐使用经过国际标准认证合格的上臂式全自动电子血压计。

高血压的预防

（1）坚持运动：经常性的身体活动可预防和控制高血压，如健走、游泳、太极拳、家务劳动等，活动量一般应达到中等强度。

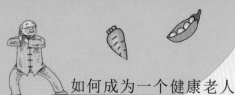

（2）限制食盐摄入：高盐饮食显著增加高血压患病风险，成人每天食盐摄入量不超过 5 克。

（3）减少高油、高糖摄入：减少摄入富含油脂和高糖的食物，限量使用烹调油，多吃蔬菜和水果。

（4）少吃快餐：尽量在家中就餐，有利于控制脂肪、盐和糖的摄入量。

（5）戒烟：吸烟有害健康，吸烟者应尽早戒烟。

高血压的治疗

（1）绝大多数患者需要长期和规律服用降压药，降压治疗要达标。

（2）降压治疗的血压目标：单纯高血压患者，血压降至 140/90mmHg 以下，可耐受者建议降至 130/80mmHg 以下；合并糖尿病、慢性肾脏疾病、冠心病或心力衰竭的患者应降至 130/80mmHg 以下；80 岁以上患者降压目标在上述目标值基础上可适当放宽。

（3）大部分高血压属于原发性高血压，一般不能根治，需要长期服药治疗。只要坚持规律服用降压药物，科学降压，心脑肾并发症风险就会下降。不盲目相信非法广告或伪科学宣传，不能用保健品、保健理疗或食疗替代降压药治疗。

（4）大多数高血压是可以控制的，控制不佳者应及时就医。

高血压管理

高血压是终身性疾病，需要长期监测和规范治疗。基层医疗卫生机构通过国家基本公共卫生服务项目为35岁以上高血压患者提供长期随访管理服务。高血压患者应加强自我健康管理，坚持健康的生活方式，遵医嘱按时服药，定期随访，以降低心脑血管病的发生风险。

糖尿病

糖尿病是一组由多病因引起的以慢性高血糖为特征的代谢性疾病，是胰岛素分泌和 / 或利用缺陷所引起的。长期糖类、脂肪、蛋白质代谢紊乱，可引起多系统损害，导致眼、肾、神经、心脏、血管等

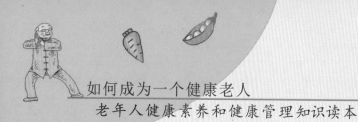

组织器官出现慢性进行性病变、功能减退及衰竭。病情严重或应激时，可发生急性严重代谢紊乱，如糖尿病酮症酸中毒、高渗高血糖综合征。

定期监测血糖

老年人应该每 1 ~ 2 个月检测一次，不仅要监测空腹血糖，还要监测餐后 2 小时血糖。糖尿病患者血糖稳定时，每周至少监测 1 ~ 2 次血糖。空腹血糖的正常范围是在 3.9 ~ 6.1mmol/L 之间。

糖尿病的典型症状为"三多一少"：易饿——多食，乏力——尿多，口渴——多饮，体重——下降。

老年糖尿病患者血糖控制目标应当适当放宽，空腹血糖 < 7.8mmol/L，餐后 2 小时血糖 < 11.1mmol/L，或糖化血红蛋白水平控制在 7.0% ~ 7.5% 即可。

老年糖尿病患者综合管理："三级预防" "四早" "四高"

（1）提倡三级预防：

一级预防——预防发病。

鼓励所有老年人定期做糖尿病筛查，控制糖尿病的危险因素，加强自我管理，控制疾病发展。做到早发现异常、早开始管理，降低糖尿病发病率。

二级预防——预防糖尿病并发症，保护脏器功能。

约 2/3 进入老年后新确诊糖尿病的患者，通过生活干预、血糖监测、用药、自我管理等手段，可有效减少糖尿病并发症的发生和发展，维护心脑脏器功能。

三级预防——降低并发症相关致死、致残率。

（2）做到"四早"原则：

"早发现、早诊断、早治疗、早达标"，是防治老年糖尿病的"四早"原则。

（3）管理"四高"：

这里的"四高"指高血压、高血脂、高尿酸、高血糖。

（4）体重管理：

有资料指出：同时合并糖代谢紊乱、高血压、腹型肥胖、高三酰甘油（TG）血症（代谢综合征）的老年人高达 30% ~ 40%，心脑血管死亡风险增加 3 倍。

所以老年糖尿病患者不单单要控制血糖，还需要同时控制血压、血脂、尿酸及体重。

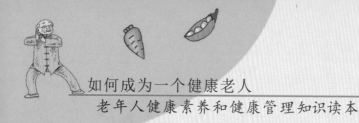

要警惕可能患有糖尿病的"蛛丝马迹"

不明原因的口干，容易口渴；不明原因的消瘦，体重迅速减轻；疲乏虚弱，工作时不能集中精力；体态肥胖，同时患有高血脂、高血压、冠心病等；皮肤上易长"疖子"或其他化脓性炎症；外阴瘙痒或皮肤瘙痒。外涂一般皮肤科药物无效；视力减退或看东西模糊不清。

高脂血症

高脂血症是由于体内脂类物质代谢或转运异常使血清中总胆固醇、低密度脂蛋白胆固醇及三酰甘油水平升高超过正常范围的一种病症，是导致动脉粥样硬化和冠状动脉粥样硬化性心脏病的主要危险因素之一。

症状体征：

（1）头晕、耳鸣、头涨、失眠、健忘、脑动脉硬化、脑栓塞。

（2）有糖尿病病史，体态肥胖。

（3）胸闷、心慌、常发作心绞痛，心电图提示冠心病，重者可心肌梗死。

（4）视物不清、两眼干涩，眼底动脉硬化。

（5）肝区隐痛，B超提示脂肪肝。

（6）下肢麻木疼痛、间歇性跛行，出现下肢闭塞性动脉硬化。

治疗原则：

老年人得了高脂血症，除了积极药物治疗外，合理饮食也是促进和维持脂质代谢平衡的重要措施。因此，老年人要牢记驾驭限制总能量、低脂低胆固醇饮食、高纤维饮食、饮茶戒烟限酒、优化生活方式这五原则。

限制总能量。老年人的基础代谢率减低，能量需要量要比成年人低。有高脂血症的老年人则更应严格控制能量的摄入，每人每天的能量摄入要控制在121千焦/千克体重之内，折合主食每天不宜超过300克。营养学家给老年人推荐的食品有：馒头、米饭、面包、豆腐、豆浆、牛奶、瘦肉、鱼类以及各种蔬菜、水果。

低脂低胆固醇饮食。高脂血症的老年人要严格

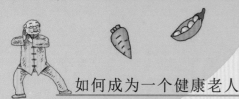

控制动物脂肪或胆固醇的摄入，食油以富含不饱和脂肪酸的植物油为主，如豆油、花生油、玉米油，蛋类每天不超过1个，或2～3天1个鸡蛋。

高纤维饮食。食物中的食物纤维可与胆汁酸相结合，增加胆盐在粪便中的排泄，降低血清胆固醇浓度。富含食物纤维的食物主要有粗粮、杂粮、干豆类、蔬菜、水果等。每人每天摄入的食物纤维量以35～45克为宜。

饮茶戒烟限酒。实验研究证明：各种茶叶均有降低血脂、促进脂肪代谢的作用，其中以绿茶降血脂作用最好。因此，高脂血症的老年人不妨多饮茶。科学研究表明，长期吸烟或是酗酒均可干扰血脂代谢，使胆固醇和三酰甘油上升，所以老年人最好戒烟限酒。

优化生活方式。高脂血症老年患者应注意生活方式要有规律性。适当参加体育活动和文娱活动，保持良好心态。精神紧张、情绪过分激动、经常熬夜、过度劳累、焦虑或抑郁等不良心理和精神因素对脂质代谢都会产生不良影响。

心脑血管疾病

心脑血管疾病是心脏血管和脑血管疾病的统称。泛指由于高脂血症、血液黏稠、动脉粥样硬化、高血压等所导致的心脏、大脑及全身组织发生的缺血性或出血性疾病。心脑血管疾病的常见病因：高血压、吸烟、酗酒、糖尿病、不良饮食习惯。

心脑血管疾病的预防措施

（1）防寒保暖，避免冷空气刺激血管，造成心血管意外。

（2）保持健康的生活方式，保持良好睡眠。

（3）合理饮食，控制油脂、盐分的过量摄入。

（4）适度运动，适量的活动能促进冠状动脉侧支循环形成，保证心肌供血，减少冠心病的发作。

（5）定期体检，及早发现冠心病和脑卒中的早期症状，及时治疗。

脑血管疾病的前兆

（1）头晕目眩站不稳，眼前突然发黑。

（2）经常性头疼，不能明确病因。

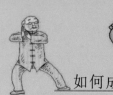

（3）四肢麻木。

（4）视物模糊。

（5）身体疲惫。

阿尔茨海默病

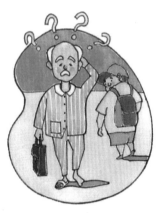

阿尔茨海默病多数起病于65岁以后，是一种神经退行性疾病，主要表现为持续进行性的记忆、语言、视空间障碍及人格改变等。会导致年长人群认知功能下降和记忆障碍，严重者甚至丧失生活自理能力，加重社会经济负担。患者后期还可能出现记忆崩溃，空间、思维、语言能力等全面下降，甚至性情改变，忘记自己是谁，原本很内向的人竟会忽然变得冲动。

老年人一旦出现记忆力明显下降、近事遗忘突出等早期症状，要及早就诊，预防或延缓阿尔茨海默病的发生发展。

阿尔茨海默病相关痴呆的预防

预防痴呆主要是减少神经病理损害、增加和维持认知储备，主要措施包括：减少糖尿病，治疗高血压，预防头部受伤，戒烟，减少空气污染，减少中年肥胖，保持经常锻炼，减少抑郁症的发生，避免过量饮酒，治疗听力障碍，保持频繁的社会联系，获得高水平教育。

可延缓认知功能下降、降低痴呆发病率的饮食：

每天食用水果和蔬菜；每周至少食用一次鱼或海鲜；菜籽油、核桃油或豆油富含 ω–3 多不饱和脂肪酸，每周至少一次用于调味或烹饪。

坚持推荐的饮食模式：地中海饮食干预（MIND），在 MIND 饮食中，有 10 种对大脑有益的食物组（绿叶蔬菜、其他蔬菜、坚果、浆果、豆类、全谷物、海鲜、家禽、橄榄油和葡萄酒）和 5 种不健康食物组（红肉、黄油和棒状人造奶油、奶酪、糕点和糖果以及油炸 /快餐）。

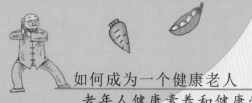
阿尔茨海默病的危害

人们习惯用"老年痴呆"来指代阿尔茨海默病，但其实广义上的痴呆症还包括血管性痴呆、路易体痴呆等，只是阿尔茨海默病最为多见，可占痴呆症的 70% 左右。

研究发现，在老年痴呆症状出现的前 11 ~ 15 年，就有认知障碍迹象发生。影像学检查还发现，症状出现前 3 ~ 9 年，内侧颞叶发生变化，而内侧颞叶与记忆相关。

但现实生活中即便有"迹象"，人们往往也难以发现，直到记忆开始丢失。记忆的丧失，意味着阿尔茨海默病患者连简单的穿衣、吃饭都没办法做到。语言和人格崩溃会把人束缚在床上，终日卧床，沉默不语。

这可引起两个后果：一方面，患者免疫力下降，出现肺部、尿路感染；另一方面，若是翻身不及时，某些部位的皮肤长期受压，可能会缺氧、坏死。

因为这些并发症，阿尔茨海默病患者患病后平均可存活 5 ～ 10 年，甚至比很多癌症患者存活率都低。

加速阿尔茨海默病进展的 10 种病症

（1）糖尿病。

首都医科大学宣武医院神经内科主任医师武力勇 2021 年在健康时报刊文介绍，大脑需要葡萄糖供给能量，而糖尿病患者葡萄糖的供给利用会出现障碍，脑细胞功能下降或脑细胞死亡，就会导致大脑萎缩，因此加速老年痴呆症的发生。

（2）缺乏维生素。

这里的营养缺乏特指维生素 B_{12} 和叶酸的缺乏。饮食结构单一或偏食的人群可能出现维生素 B_{12} 或叶酸的缺乏。

按照《中国居民膳食指南（2022）》，成年人每人每天需摄入 200 克的肉类、200 克的水果和 300 ～ 500 克的蔬菜，因为叶酸主要存在于叶类蔬菜里，建议多摄入绿叶蔬菜。

（3）打呼噜。

"打呼噜"的医学术语叫睡眠呼吸暂停综合征。

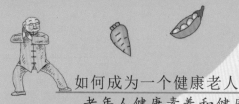

在呼吸暂停的时候，没有和外界气体的交换，血氧就会有明显的下降，继而影响脑细胞的供氧，长时间缺氧之后，大脑就会出现萎缩，最终影响大脑的功能。

（4）社交少。

相对而言，社会活动多的人得痴呆的比例更低。而离群丧偶者、抑郁症患者，很少与他人接触，几乎没有社交，活在自己的世界中则容易发生痴呆。

（5）睡不好。

睡不好不仅是指失眠，还包括睡眠质量差、睡眠时长的延长与缩短、白天过度嗜睡、昼夜节律紊乱、睡眠呼吸紊乱等，这些都与痴呆风险增加有关。有睡眠障碍的人，要及时到医院进行调理。

（6）肥胖。

北京协和医院肠外肠内营养科主任医师陈伟2016年在健康时报刊文表示，肥胖是阿尔茨海默病的危险因素之一，中年肥胖会大大增加患病风险。合理减重能有效改善胰岛素抵抗和肥胖导致的慢性炎症状态。

（7）听力不好。

听力损失不但严重影响老年人的生活，而且是阿尔茨海默病的独立高危因素。已有研究表明，轻、中、重度听力损失的老人，其阿尔茨海默病的患病率分别是听力正常老人的 2 倍、3 倍和 5 倍。

（8）牙齿掉得多。

牙齿缺失不仅影响面容、发音和进食，时间一长还会引起旁边牙齿倾斜、移位，造成食物塞牙、咬合错乱，甚至引起下颌关节疾病。缺牙后咀嚼功能降低，减少对大脑的生理刺激，使老年性痴呆提前来临。

（9）高血压。

美国波士顿大学医学院的神经病学家发现 50 多岁时患高血压与晚年患老年痴呆症的风险增加之间存在联系。中年时血压高的人于晚年阶段在注意力和执行功能的测试中得分较低。

（10）贫血。

2013 年发表在《神经病学》(Neurology) 杂志上的一项研究结果表示，在成年人群中，贫血与老年

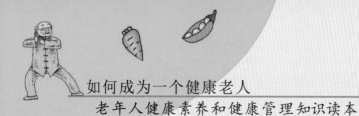
患上痴呆的风险增加相关，应该注意防治贫血。

冠心病

冠心病的主要表现

（1）心绞痛。

心绞痛表现为压迫、发闷或紧缩性胸痛，也可表现为烧灼感，疼痛可放射至颈部及手臂。心绞痛一般具有以下几种典型临床表现：

①胸痛的发生没有规律。疾病发作前几乎不会有前兆，在未发病时患者感觉与正常人无异，只有在发作时患者才会感觉到胸部疼痛。

②疼痛部位一般在前胸。心前区、胸骨后、胸骨中部和上方是疼痛的多发区域，但是患者对具体疼痛位置往往无法准确描述。疼痛时常会放射至上肢的内侧，少数甚至会放射至下颌或口腔。

③患者难以准确描述心绞痛的症状。疾病发作时，患者多描述为非疼痛感，仅有胸部阻塞、不通畅、

被压迫的感觉。遇到这种情况后，患者大多不敢再进行日常活动。

④心绞痛的发病与情绪的波动和气候有着密切的联系。日常工作和生活中，出现剧烈的情绪波动，如过于激动、惊喜、暴怒等，均是心绞痛发病的原因之一。

⑤疼痛的发作时间相对较短。疼痛一般历时 3 ~ 5 分钟，如果超过半个小时，则要意识到发生急性心肌梗死了。而伴随着针扎感且非常短暂的疼痛，则可能是心脏期前收缩或是肌肉神经痛，而非心绞痛。

⑥剧烈的运动也是心绞痛发病的原因之一。患者日常跑步或在大风天快速行走，或是登上高楼，均有可能诱发心绞痛。而情绪的波动和剧烈的运动如果相互结合，更易引起疾病发作。

（2）心肌梗死。

表现为剧烈胸痛，常伴气促、出汗、头晕、恶心、呕吐、心悸等。心绞痛一般历时 5 ~ 13 分钟，很少超过 15 分钟，休息或含服硝酸甘油能缓解。心绞痛的发病时间持续过长，要考虑可能是急性心肌梗死。除了发病时间，还要结合患者的面色、是否伴随着大汗或是浮躁的情绪，如果含硝酸甘油不能缓解，就很可能是发生急性心肌梗死。

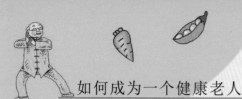

冠心病的预防措施

冠心病的危险因素中，血脂异常、糖尿病等都与饮食习惯不正常、缺乏运动有关，还有很多病人生活压力过大，所以要从这些根源入手，改变不良的生活方式，杜绝冠心病的发生。

第一，饮食应清淡、易消化，要少食多餐、营养均衡，戒烟、戒酒。

第二，运动有助于控制体重、降血压、降胆固醇。运动要注重循序渐进、持之以恒，可以选择散步、游泳、慢跑、太极拳等。

第三，心理调适很重要，但可能最容易被忽视。得了冠心病后，患者不要过度紧张、焦虑，只要坚持长期规范治疗、保持健康的生活方式，疾病就可以被很好控制。冠心病患者出院后，要避免过度劳累，起居要有规律，保持睡眠充足、心境平和。乐观、稳定的情绪和舒畅、平衡的心态，不仅是预防冠心病复发的重要因素，也是实现长寿的关键和秘诀。

　　冠状动脉粥样硬化性疾病（冠心病）已经成为全球公认的 21 世纪威胁人类健康的重大疾病之一，冠心病集中发生在中老年群体。

　　冠心病是中老年人最常见的一种心血管病，主要是由于冠状动脉血管病变而引起的，病变的根源在于患者平常饮食不合理，体内脂质代谢紊乱，使得血脂胆固醇沉积在血管壁上，从而导致冠状动脉血管硬化、血栓堵塞，其主要临床表现有心肌缺血、缺氧而导致的心绞痛或心律失常，严重者可发生心肌梗死，使心肌大面积坏死，危及生命。

冠心病的防治措施

　　老年人脾胃功能衰退，应慎食或节食油腻、炙燥、辛辣、生冷食物，控制总热量的摄入，控制高胆固醇、高脂肪食物、高糖高盐食物的摄入，多吃能降脂的蔬菜，如芹菜、萝卜、西红柿、黄瓜、苦瓜、大蒜、香菇、海带等。

　　不吸烟、不酗酒，保持适当的体育锻炼，生活有规律，保持足够的睡眠。

　　保持情绪稳定，切忌急躁、激动或闷闷不乐。

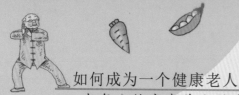

积极防治与冠心病关系密切的老年慢性疾病，如高血压、高血脂、糖尿病等。

脑卒中

脑血管病在西医称"脑卒中"，在中医被称为"脑中风"，是指因脑血管阻塞或破裂引起的脑组织功能或结构损害的疾病。

大脑由颈动脉系统和椎基底动脉系统供应血液，当颈动脉系统和椎基底动脉系统出现问题，会导致脑部损害，我们称为脑卒中，俗称中风。

一旦发觉老年人突然出现一侧面部或肢体无力或麻木，偏盲、语言不利、眩晕伴恶心呕吐、复视等症状，必须拨打"120"，紧急送往有条件的医院救治。

快速识别脑卒中要记住"BEFAST"口诀和"中风120"口诀。

"BEFAST"口诀：

"B"——Balance，是指平衡，平衡或协调能力丧失，突然出现行走困难；

"E"——Eyes，是指眼睛，突发的视力变化，视物困难；

"F"——Face，是指面部，面部不对称，口角歪斜；

"A"——Arms，是指手臂，手臂突然无力感或麻木感，通常出现在身体一侧；

"S"——Speech，是指语言，说话含混、不能理解别人的语言；

"T"——Time，是指时间。

"中风120"口诀：

1.看一张脸：不能微笑，口角歪斜；

2.查两只胳膊：不能伸举上肢、下肢；

3.（聆）听语音：吐字不清，沟通困难。

脑卒中可干预的危险因素包括：高血压、血糖代谢异常、血脂异常、心脏病、无症状性颈动脉粥样硬化和生活方式等。应针对上述危险因素进行监测及干预。

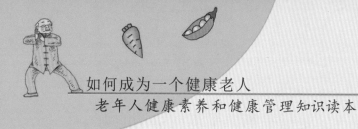

老年慢性支气管炎

老年慢性支气管炎简称老慢支，是指气管、支气管黏膜及其周围组织的慢性非特异性炎症。临床上以咳嗽、咯痰或伴有喘息及反复发作的慢性过程为特征。

通常是由于感冒、吸烟、机体过敏、气候变化、大气污染等原因，使支气管和细支气管反复受到感染和刺激所致。临床表现有发热、畏寒、身痛、咳嗽、咯痰、喘息等症状，病情严重者咳嗽、喘鸣几乎终年不停，并呼吸困难，继续发展可并发肺气肿甚至肺心病而危及生命。

老年人在气候变化大的季节应特别注意预防感冒，感冒后要及时就医。

平时应少吃或忌食生冷、过咸、辛辣、油腻及烟、酒等刺激性的东西，减少或避免对呼吸道的刺激。

多吃止咳、平喘、祛痰、温肺、健脾的食品，如白果、枇杷、栗子、百合、海带、紫菜等，增强免疫力。

室内要经常开窗，保持空气流通，床单、被褥、衣物要勤于更换和清洗，减少过敏源。

适当进行体育锻炼，以利改善呼吸系统的机能，增强对寒冷和疾病的抵抗力。

慢性消化系统疾病

幽门螺杆菌感染是慢性胃炎、消化性溃疡的主要致病因素，主要临床表现有：上腹部不适、隐痛，有时发生嗳气、反酸、恶心、呕吐的症状，病程较为缓慢，但是容易复发。老年人如有上述消化系统症状，建议检测是否有幽门螺杆菌感染。如有感染，需及时进行药物治疗，根除幽门螺杆菌。

幽门螺杆菌感染预防手段：勤洗手，注意手卫生；避免吃（喝）不干净的食物或水；避免吃未彻底煮熟的食物、霉变的食物、熏制品、腌制品、辛辣等食品；避免大量饮酒、吸烟；食物多样化，避免偏食，多吃新鲜食物，注意补充微生物等营养物质；提倡分餐制，夹菜时使用公筷，以减少有幽门螺杆菌感

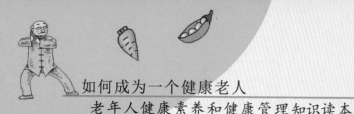

染者传播病菌的可能性；保持良好的心理状态和充足的睡眠。

肿瘤

老年肿瘤的特点

相比于年轻人，老年人更容易受到癌症的"青睐"。随着年龄的增长，老年人的身体机能逐渐下降，免疫力和抵抗力也随之下降，对抗癌细胞的能力相对要弱。

老年人易患多发性恶性肿瘤，年龄越大，患多发性恶性肿瘤的比例越高。

老年人无症状的潜伏癌较多，年龄越大，潜伏癌越多，年轻的癌症患者多表现出一些原发癌的特有症状，如衰弱、无力、全身痛等，容易被当作一般衰老表现而被忽视。

老年人癌症容易被误诊为其他非癌性老年性常见病。

不同癌症的早期症状

（1）血液系统肿瘤：早期反复出现发烧、持续时间长、鼻衄、牙龈出血、皮下瘀斑、淋巴结肿大等。

（2）消化道癌症：胃癌早期时，会出现恶心、呕吐、呕血、消化不良、反酸、胃灼热、胃区灼烧感、黑便、消瘦等现象；如果是肠道肿瘤会有大便性状的改变、便血、腹痛、腹胀、腹部包块、体重下降等症状。

（3）呼吸系统癌症：呼吸系统在早期出现的症状为咳嗽、咳痰，伴痰中带血、胸闷、气短、胸痛。

（4）乳腺癌：乳腺癌早期会出现乳房肿胀感、乳房发红，以及无痛性肿块结节，可以有腋窝下淋巴结变得肿大的症状。

癌症的预防

（1）及早发现。

如果及早发现和治疗，可降低大约三分之一的癌症负担。癌症及早发现以观察为基础，即癌症发现得越早，治疗越为有效。目标是在癌症限于局部时（转移之前）发现它。

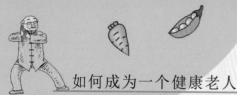

（2）健康教育。

帮助人们认识癌症的早期征兆以及立即针对这些症状寻求医疗。这类症状可能包括：肿块、疼痛、持续消化不良、持续咳嗽和身体管口出血。

（3）筛查规划。

用于在征兆可发觉之前查明早期癌症或癌症前期患者，包括针对乳腺癌的乳房 X 线检测和用于宫颈癌的细胞学检测（子宫颈抹片）。

（4）戒烟限酒，改变不良饮食习惯。

吸烟是排名第一的癌症杀手。约 20% 的癌症死亡都与吸烟密切相关，吸烟是三分之一以上癌症发生的高危因素，吸烟量越多、烟龄越长、起始时间越早，癌症的发病率越高。有八成肺癌是由于长期吸烟引起，吸烟除了与肺癌关系最为密切，还与胰腺癌、食管癌、胃癌、大肠癌、口腔癌、舌癌、喉癌、膀胱癌、肾癌及宫颈癌等十余类肿瘤相关。

（5）定期体检，预防肿瘤。

定期体检能够帮助老年人及时了解健康状况，及早发现健康问题。老年人每年至少要做 1 次体检，科学体检是健康管理的第一步。

积极参与由政府和大型医院等组织的普查。

高度重视异常肿块、肠腔出血、体重减轻等癌症早期危险信号，一旦发现异常应当去肿瘤专科医院就诊，发现癌症要去正规的医院接受规范化的治疗。

早发现、早干预慢性疾病，采取有效的干预措施，降低疾病风险。保存完整的病历资料。

风湿病

风湿病是一组以侵犯关节、骨骼、肌肉、血管及有关软组织或结缔组织为主的疾病，其中多数为自身免疫性疾病。发病多较隐蔽而缓慢，病程较长，且大多具有遗传倾向。

风湿病的诱因

（1）关节劳损。

关节劳损是风湿病的常见原因。例如，普通的慢性腰椎劳损和腱鞘炎，往往有长期的过劳史。长

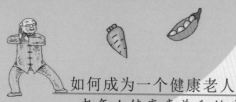

期积累的损伤还会导致相关组织的充血、水肿和粘连，从而导致疾病。

（2）工作环境。

研究发现，许多长期在寒冷环境中工作的人都患有风湿病，其发病原因与寒冷、黑暗、潮湿、出汗后受风等环境因素密切相关。

（3）免疫功能障碍。

老年人应该注意提高自己的免疫力。日常生活中因免疫功能的存在，机体在受到细菌等病原微生物的侵袭时，能调动人体的防御力量将其消灭。若机体免疫功能不全，可引起风湿。

风湿病的预防

（1）加强体育锻炼，以增强抵抗力。由于风湿病是一种免疫系统疾病，因此具有强大的免疫功能，则不太可能患病。

（2）保证住宅阳光充足，通风干燥，不能在阴暗潮湿的地方居住。

（3）注意保暖，不吹凉风，降低患风湿的风险，注意膝关节的保暖。

（4）经常用热水泡脚，促进脚和腿的血液循环，有助于预防关节炎和风湿。

（5）保持良好心态。情绪不佳、疲倦，是人体抵抗力最低的时候。此时易受风寒侵蚀，更容易得风湿。

白内障

白内障的病因

白内障是全球首位致盲性眼病，白内障主要表现为晶状体混浊，凡是各种原因如老化、遗传、免疫与代谢异常、外伤、辐射等，都能引起晶状体代谢紊乱，导致晶状体蛋白质变性而发生混浊，此时光线被混浊晶状体阻挠无法投射在视网膜上，导致视物模糊，表现为患者视力下降甚至失明。

白内障分为先天性白内障及后天获得性白内障。前者主要是由于遗传突变所致，后者主要与老龄、外伤、基因、疾病、药物、吸烟及紫外线暴露相关。

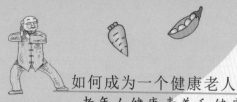
白内障的防治措施

（1）避免视力过度疲劳；

（2）避免长期过量接触辐射线；

（3）坚持定期按摩眼部，这样可以加快眼部血液循环；

（4）应多食蔬菜、水果、鱼、肉、蛋类食物，少食辛辣、油腻等不容易消化的食物，并戒烟酒。

骨质疏松症

骨质疏松症是一种以骨量减低、骨组织微结构损坏，导致骨脆性增加，易发生骨折为特征的全身性骨病。

老年人骨质疏松，往往是原发性骨质疏松症。由于多种原因导致骨密度和骨质量下降，骨的微结构被破坏，造成骨脆性增加，从而容易发生骨折。骨头是由无数的骨小梁搭建起来的结构。骨质疏松症好比建筑物的钢筋质量差了，数量少了，间隙大了，支撑强度弱了，稍微的震动就会使房子倒塌一样。

（1）老年人发生骨质疏松症的主要原因。

体内性激素水平降低：随着身体的衰老，老年人性腺（睾丸、卵巢等）功能会逐步降低，性腺所分泌的性激素（雄激素、雌激素）量也相应减少。性激素的不足使骨形成和骨分解过程的动态平衡关系被破坏，使血钙向骨骼中沉积的速度减慢，而骨钙转变为血钙的过程加快，这样，就造成了老年性骨质疏松症。在此过程中，雌激素对骨骼的影响更为明显，因而老年女性骨质疏松症更明显。

钙的摄入量减少：因老年人饮食结构和习惯的改变、胃肠道功能的下降等因素，使进入体内的钙相应减少，但从尿、粪中排出的钙维持不变或略有增加，从而造成体内钙的缺乏。

维生素 D 不足：维生素 D 在骨骼代谢的全过程中扮演着不可缺少的角色，但老年人饮食的变化及室外活动的减少，使体内维生素 D 的来源及转化都出现异常，呈现相对或绝对不足，从而导致骨质疏松症的发生。

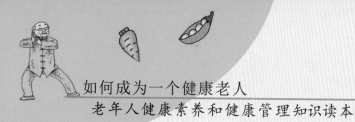

　　身体运动量的减少：骨骼的形成及骨密度的变化与骨骼所承受的应力有直接关系。在一定应力的作用下，骨骼的密度会增加，骨皮质的厚度和骨小梁的密度、数量和质量都会增加，反之，骨骼将会出现骨质疏松症现象。老年人的特点之一就是运动量明显减少，运动强度亦下降，从而使骨骼的承受能力也减少，骨骼出现失用性的疏松。

　　一般老年人骨质疏松最常见的就是绝经后骨质疏松症和老年性骨质疏松症。前者见于女性，因为绝经后保护骨头的雌激素少了，所以骨质疏松症很容易光顾老年女性。后者属于老年性骨退变的骨质疏松。

　　（2）骨质疏松症的几个临床表现。

　　骨折：这是骨质疏松症最常见和最严重的并发症。

　　疼痛：原发性骨质疏松症最常见的症状，以腰背痛多见，占疼痛患者中的 70%～80%。疼痛沿脊柱向两侧扩散，仰卧或坐位时疼痛减轻，直立时后伸或久立、久坐时疼痛加剧，弯腰、咳嗽、大便用力时加重。一般骨量丢失12%以上时即可出现骨痛。

身长缩短、驼背：身长缩短和驼背的情况多数是在疼痛发生之后出现，这是由于骨质疏松之后，椎体受到压缩变形所导致的。

呼吸功能下降：由于骨质疏松之后，患者的胸、腰椎出现压缩性骨折，进而导致胸廓畸形，患者往往会出现胸闷、气短、呼吸困难等症状。

（3）预防骨质疏松症的具体措施。

提倡富含钙、低盐和适量蛋白质的均衡饮食。老年人钙的摄取量应较一般成年人增加50%左右，即每日不少于1200毫克。当绿叶蔬菜和其他食物含钙量较少时，应在一日三餐中多吃含钙量高的食物，如牛奶、奶制品、虾皮、虾米、鱼（特别是海鱼）、动物骨、芝麻酱、豆类及其制品、蛋类等。

适量补充维生素D。机体要在维生素D的帮助下才能很好地吸收钙。食用富含维生素D的食品，如鸡蛋黄、肝脏、强化奶及鲭鱼、大马哈鱼、金枪鱼之类的鱼脂肪；在做好防晒的同时，让皮肤多接触阳光，这样可使机体自动产生更多的维生素 D，尽量不用如遮光布或遮阳板等遮阳物。

加强锻炼。活动筋骨强健骨骼，每周至少需要锻炼2.5小时。老年人参加运动要注意掌握好运动量，太多或太少都不适宜；并且要注意安全，运动时间选择在

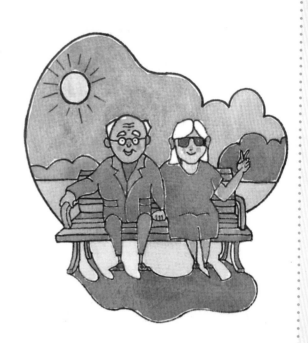

光线充足的时段。要选择好运动的场地，应以熟悉的环境为宜，不要选择同时有年轻人进行剧烈活动的场所，以免受到冲撞而造成伤害。

物理与药物治疗。对于症状较明显的骨关节病患者，可用物理疗法——按摩、药浴或针灸等方法

治疗。病人症状较严重时，应在医生的指导下选用非激素类抗炎药物治疗。

养成良好习惯。吸烟会增加血液酸度，使骨质溶解；饮酒过多过频可导致溶骨的内分泌激素增加，使钙质从尿中丢失，因此应戒烟限酒。心境乐观、畅达，动作、思想也会敏捷起来，有助于神经反应和平衡功能的加强，从而减少骨折的发生。

骨关节炎

预防骨关节炎主要采取以缓解症状、改善功能、延缓进程及矫正畸形为主的方法进行保健。早期骨关节炎的预防主要是以饮食调节、锻炼控制为主，晚期骨关节炎的预防主要是以药物治疗及手术为主。下面我们就一起来了解一下老年性骨关节炎的预防方法。

骨关节炎的主要疗法是非药物治疗。其首选方法是要有正确的生活方式，掌握相关的健康知识，这对于减轻疼痛、减少看病次数、提高生活质量、维持关节功能有着较好的效果。包括进行适当的体育锻炼，调节饮食，减轻体重，增强肌肉力量以及

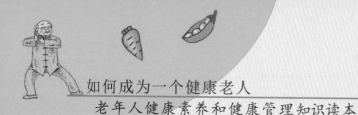
相关的物理治疗等等。

积极消除或避免致病因素：解除思想压力，适当休息，正视疾病，树立信心。不可使关节过度负重、受潮、受凉；避免久站、久坐，不要让关节处于某一体位时间过长。

消除关节劳损的因素：适当进行身体按摩，调节饮食，减轻体重，增强肌肉力量以及相关的物理治疗，肥胖病人适当减肥，多坐车，少行走，少登山、爬楼梯等。

需要进行骨密度检查的人群：中老年人，特别是绝经期以后妇女；无论男女 50 岁以后发生了骨折的人群；周身骨骼疼痛者；有骨质疏松家族史的人群；过量吸烟或者饮酒的人群；雌激素分泌异常或者月经不调的女性；有影响骨代谢的疾病（肾功能不全、糖尿病、慢性肝病、甲状旁腺功能亢进等）或连续 3 个月以上每日服用糖皮质激素者；已经诊断骨质疏松症并接受治疗中，需要进行疗效监测者。

压力性尿失禁

老年人压力性尿失禁的病因：

年龄：随着年龄增长，女性尿失禁患病率逐渐升高，高发年龄段为45～55岁。一些老年常见疾病，如慢性肺部疾患、糖尿病等，也可促进尿失禁的病程进展。

盆腔脏器脱垂：压力性尿失禁和盆腔脏器脱垂紧密相关，二者常伴随存在。

肥胖：肥胖女性发生压力性尿失禁的概率更高，减肥可降低尿失禁的发生率。

衰老：老年人即使个体无任何疾病，衰老也会影响下尿路的功能。如膀胱逼尿肌的收缩力、膀胱容量、延迟排尿的能力等，都将随着年龄的增长而明显下降。女性尿道的长度和最大尿道闭合压，也会随着年龄的增长而缩短或降低。大约有50%的男性老年人因前列腺增大而出现膀胱出口梗阻，这也将明显影响其控尿功能。老年人的一些特有生活习惯，如下午或傍晚饮水较多，或一些老年性疾病，如肾功能下降、心力衰竭或前列腺症状等，均会对

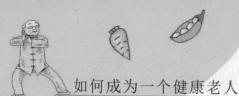
尿量或控尿功能产生一定的影响。

老年人要改变使腹压增高的行为方式和生活习惯，如长期站立、蹲位、负重、长期慢性咳嗽、便秘等。便秘在老年人群中较为普遍，排便每周少于三次，或粪便干燥难于排出被称为便秘。便秘会引发心脑血管疾病，要关注老年习惯性便秘。

预防便秘要养成规律排便、足量饮水的习惯，多吃富含膳食纤维的食物，饮食清淡，忌辛辣，适量运动，可自行腹部按摩缓解。若老年顽固性便秘应当及时就诊。

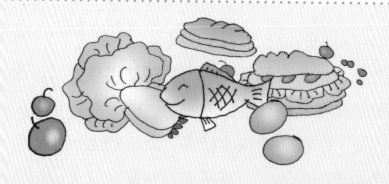

老年期认知障碍

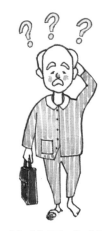

老年人认知障碍，是指因各种原因导致的不同的认知功能损害，涉及定向力、记忆力、计算力、注意力、语言功能、执行功能、推理功能和视觉空间功能等一个或多个认知域，可以不同程度地影响患者的社会功能和生活质量，严重时甚至导致患者死亡。按其严重程度分为轻度认知障碍和痴呆。

老年期认知障碍的预防：要少糖、少盐、少油的摄入，要吃富含胆碱的食物，吃食物时要多咀嚼，积极参加体育活动，要少饮或不饮烈性酒，要吃富含维生素 B_{12} 的食物，要经常活动手指，要积极地防治便秘，吃饭要吃七分饱，要勤动脑，尽量不使用铝制餐具，不要吸烟。

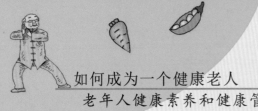

老年性皮肤瘙痒症

老年性皮肤瘙痒症为无原发性皮损仅有瘙痒症状的皮肤病，多发于60岁及以上老年人群，是老年人最常见的皮肤病，严重影响患者的生活质量。情绪波动、气温变化、特别是使用碱性过强的肥皂、饮酒、进食辛辣食物、洗浴、衣被摩擦等都能诱发瘙痒。

老年人皮肤瘙痒症的主要临床表现为皮肤干燥、变薄，瘙痒感最初发于一处，后逐渐扩大至全身，引发患者强烈搔抓，引起继发性皮损。老年人皮肤瘙痒症有多发、反复、病程缠绵等特点，影响老年人的睡眠，对情绪造成不良影响，严重影响老年人的生活质量。

老年人皮肤瘙痒症的发病机制：皮肤老化导致皮肤干燥和pH增加，屏障功能衰退，降低对皮肤的保护能力，皮肤易受外界刺激，导致瘙痒症易发。

皮肤干燥。研究发现干燥症是老年人瘙痒的主要原因之一。导致干燥症的外因是寒冷和干燥，干燥症多发于老年人，主要由于皮脂腺和汗腺活动减少导致皮肤水分损耗增加。多重的皮肤衰老变化都与干燥症相关。

脂质是皮肤屏障的重要组成，皮肤表面的脂质主要来源于皮脂腺和表皮细胞。汗腺和皮脂腺萎缩直接影响皮肤中的水分和油脂含量。50～80岁中老年人皮肤中板层小体分泌物的合成及分泌正常，在角质层中的脂质代谢过程有缺陷，从而影响角质层中的脂质。

pH 增加。皮肤表面的 pH 是评价皮肤屏障功能的重要指标之一，正常情况下维持在 4～6，老年人皮肤的缓冲能力逐渐下降，60 岁及以上人群各检测部位的皮肤 pH 高于年轻人，主要原因是汗液、皮脂分泌减少。衰老导致细胞的脂质蛋白质膜和角质细胞的胞间连接被破坏，皮肤的屏障功能逐渐消亡。屏障功能受损还会导致接触性皮炎的发病率增加，表皮无法阻挡潜在抗原进入，当屏障阻挡功能失败，为了诱导屏障修复而释放炎症因子从而导致皮炎。

防治措施：防止老年性瘙痒症最主要的是要避免诱发或加重瘙痒的一切因素。不要用太热的水烫洗，不要乱搽刺激性药物，避免辛辣刺激食物的摄入，避免使用碱性肥皂。饮食宜清淡，有习惯性便秘者应及时纠正。

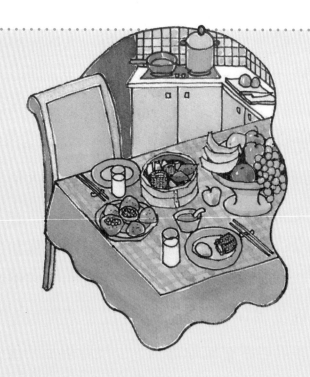

老年心理特点、疾病及预防措施

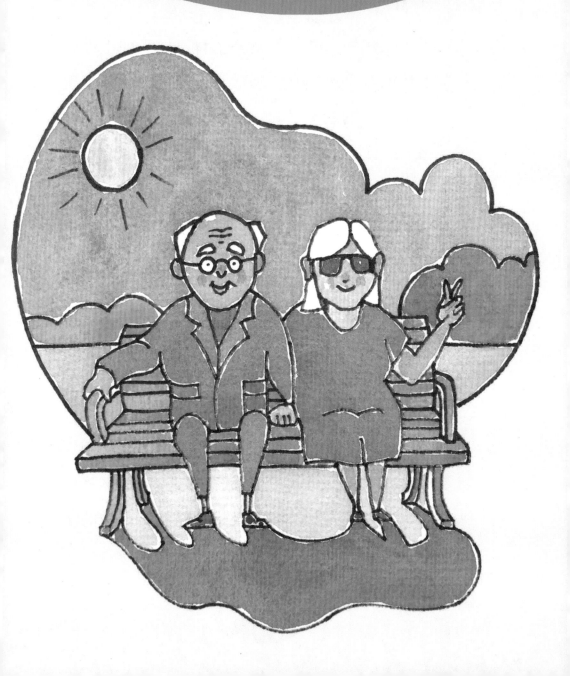

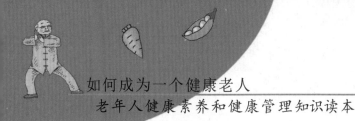

老年心理特点

进入老年期，老年人离开了自己熟悉的工作岗位，身体的各种组织器官和结构、功能都逐渐出现了一些退行性的衰老变化，这些变化使老年期心理呈现出一些特征。

记忆特点

一般来说，记忆力从 50 岁开始就有所减退，70岁以后更明显。老年期记忆力尤其是近期记忆明显降低，需要被人提醒或者做好备忘录，表现为不同程度的"近记忆"衰退，对新近接触的事物或学习的知识都忘得快。

由于注意力分配不足，对于信息的编码精细程度及深度均下降，老年人的记忆易出现干扰或抑制。尤其是在信息的主动提取方面，老年人的记忆障碍表现得尤为明显，甚至有时会出现错构与虚构的情况。

思维特点

老年人思维随年龄增长而下降，但衰退的速度和程度存在个体差异。表现为思维局限、固化，推理能力下降等。能力减退，也将导致其概念形成减退，进而影响老年人的思维，造成表达不够准确。进入老年期后，思绪过程减慢，形成概念所需要的时间和形成概念时出现的错误数明显增加。

知觉特点

各种感觉能力下降，使老年人知觉能力下降，会对客观事物的知觉不准确。老年期知觉变化的一般特征是：各感觉系统出现普遍的退行性变化，对外界刺激反应的敏锐度下降，感知时间延长。如过马路易发生车祸。

情绪特点

由于生理老化、社会角色改变、社会交往减少以及心理机能变化等主客观原因，老年人经常会产生消极情绪体验和反应，如紧张害怕、孤独寂寞、无用失落以及抑郁焦虑等。老年人的情绪反应较慢，

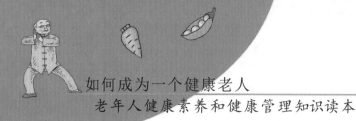

由于大脑皮质的控制减弱、脑组织老化等因素，常表现出情绪急躁不能自控，容易冲动，情绪变化大等。老年人的情绪有积极和消极之分。积极的情绪情感包括愉快感、自主感、自尊感等。而消极情绪是常发生的，包括紧张害怕、孤独寂寞感、无用失落感以及抑郁等。

失落感是进入老年期经历的第一种消极情感。由于退休后老年人的生活环境、人际交往圈子和生存目标定位改变，从往日繁忙的工作中突然变得无所事事，会导致老年人内心空虚和失落，退休后的2—3年是老年人失落感最强的时期。抑郁情绪是影响老年人生活的重要消极情感。老年人离退休之后，接触社会的机会减少，与人交流的时间减少，信息的来源减少，加之衰老造成的沟通障碍，会使老年人产生抑郁感，主要表现为情绪低落、对周围事物漠不关心、对人冷漠、不爱讲话、兴奋性下降、愉快感缺乏、精神运动迟缓等情绪性症状和食欲下降、失眠等躯体性表现。

意志、气质与性格特点

老年人的性格容易走向两极演变：一方面是性格强化，例如，有些老年人会变得固执、刻板、退缩、墨守成规，对人或事产生明显的偏见、不听从任何劝说；另一方面是性格弱化，常表现出对他人猜忌、多疑，无自信。

老年常见心理疾病

老年期抑郁情绪

（1）是一种负面情绪。

（2）以情绪低落为主要表现，对平时感到愉快的活动兴趣降低。

（3）一般为正常心理反应，持续时间短。

（4）多数不需要医学处理。

抑郁症状

（1）是一组症状综合征。

（2）以显著抑郁心境为主要特征，丧失兴趣或

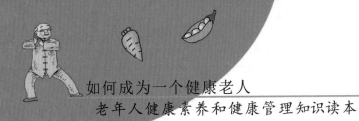

愉快感，表现有情绪、行为和躯体症状。

（3）一般为病理性，持续时间略长。

（4）需要医学处理。

抑郁综合征

（1）是一类疾病诊断。

（2）由各种原因引起，以显著而持久的心境低落为主要临床特征的一类心境障碍。

（3）至少持续2周，影响社会功能。

（4）需要医学处理。

老年期缓解抑郁的方式

接纳自己的不完美，发现自己的优点；学会宣泄；

主动寻求社会支持；每天记录3件好事。据调查，缓解老年期抑郁的措施，子女关怀占78.00%，多参加活动占66.67%，药物治疗占33.33%，心理咨询占40.00%。

老年期焦虑情绪 ≠ 焦虑症状

焦虑情绪是一种内心紧张不安，担心或者预感到将要发生某种不利情况同时又感到难以应对的不愉快的情绪体验。

焦虑症状又称病理性焦虑，指持续的紧张不安、无充分现实依据地感到将要大难临头。主要临床症状伴随强烈的自主神经系统症状，如心悸气短、胸闷、口干、出汗、肌紧张性震颤、颤抖或颜面潮红、苍白等。

1.老年期焦虑的主要表现和来源

（1）主要表现：

不安和担心，害怕和惊慌，极端恐惧。

（2）主要来源：

身体和认知功能衰退：担心大病临头，担心自己生活不能自理。

离退休后身份的转变：担心自己不再受人尊重。

经济收入的变化。

2.如何改善老年期焦虑症状

提高认识：充分认识到焦虑症不是器质性疾病，是可以被治疗的，从而减轻对焦虑的恐惧。许多老年人都患有焦虑症，这是正常现象。

自我疏导：保持良好乐观的心态，树立消除焦

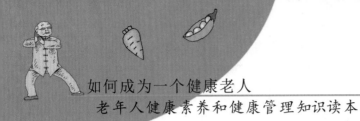

虑心理的信心，坚信自己所担心的事情是根本不存在的。运用注意力转移的原理，及时消除焦虑。

融入社会：培养一些兴趣爱好，如参加老年大学或加入老年俱乐部，适应社会环境变化，可以减少焦虑的发生。

药物治疗：当感到情绪严重焦虑不安时，可以通过心理疏导和药物两方面"双管齐下"进行调理，多做深呼吸，放松身体，焦虑心理也可以慢慢得到平缓。

警惕老年期精神病

随着社会老年化的进程，老年性精神病发病率越来越高，主要表现为思维破裂、情感障碍、幻觉妄想等症状，可导致突发行为改变，会突然出现自杀、自伤、冲动、出走、无自知力等精神症状。

老年性精神病的表现有：思维破裂、情感障碍、幻觉妄想等。

老年性精神病的治疗不在于服用药物与生活调理，更重要的是子女亲属的交流与关怀，需要身边的亲人从心理上进行耐心呵护。

老年期的健康保健

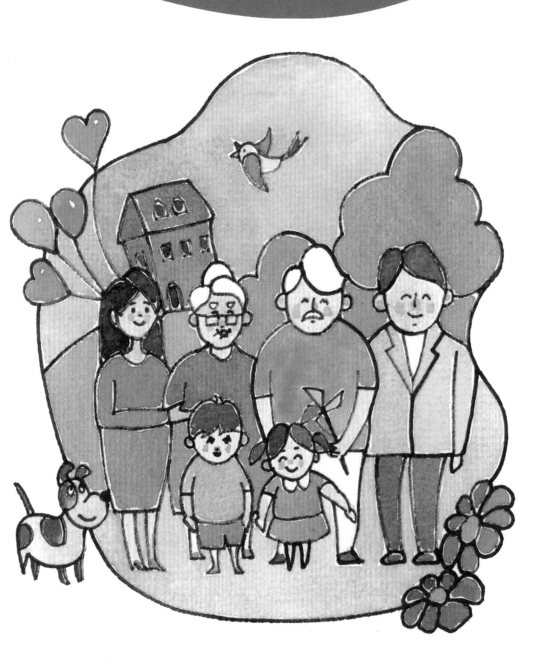

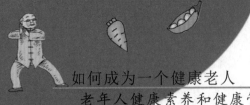

预防跌倒

跌倒是个体突发、不自主、非故意的体位改变，倒在地面或比初始位置更低平面上的状态。常见跌倒的后果有骨折、关节脱臼、韧带拉伤等。

老年人 90% 以上的骨折由跌倒引起，跌倒也是我国老年人的主要致死原因之一。老年人平时应当保持适度运动，佩戴适当的眼镜以改善视力；避免单独外出，不去拥挤环境；在室内规则地摆放物品；增加照明，如准备小夜灯以备起夜；保持地面干燥及平整，如在浴室准备防滑垫。

自我疏导

老年人要充分意识到自己在整个生命过程中，自身体力、精神状态及社会参与的潜力，应当有充实快乐的感觉，而不是总觉得活着没意思、没希望。

即使高龄老年人，仍可发挥对家庭、社会及国家的贡献，增加幸福感和归属感。

不良情绪会引发老年人焦虑抑郁，如患心脑血管疾病、胃肠道疾病、恶性肿瘤等。

保持心态

保持乐观、开朗、豁达的生活态度，将目标锁定在自己能力所及的范围内、调适对社会和他人的期望值。

建立良好的人际关系，选择适合自己的表达方式，学会倾诉。

培养兴趣爱好

培养健康的生活习惯和兴趣爱好，如看书、旅游、唱戏、下棋、参与志愿服务等。

心理援助

对于怀疑有明显心理行为问题或精神疾病的老年人，应当及早找专业的心理科或精神科咨询、检查和诊治。

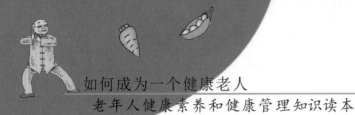

合理用药

世界卫生组织统计显示，全球每年有 1/7 的老年人死于不合理用药。随着老年人生理机能逐渐下降，药动学及药效学会发生一系列变化，造成药物蓄积中毒，从而增加药物不良反应的发生风险。

（1）老年人要掌握分辨食品、药品、保健品的标签和说明书。

（2）保健食品不是药品，二者用途不一样，要正确选用保健食品。

（3）用药需严格遵守医嘱，掌握适应证、禁忌证，避免重复用药、多重用药，采取小剂量给药的原则，应尽可能减少药物种类。

（4）不滥用抗生素、镇静催眠药、麻醉药、消炎止痛药、抗心律失常药、强心药等。

（5）不轻易采用"秘方""偏方""验方""新药""洋药"等。

（6）注意检测用药期间不良反应的发生，及时停药，及时就诊，采取相应措施。

外出随身携带健康应急卡

健康应急卡上应注明姓名、家庭住址、工作单位、家属联系方式等基本信息，同时要标注好患有哪些疾病，可能会发生何种情况及就地进行简单急救要点，必要时还可注明请求联系车辆、护送医院等事项。

促进老年人积极进行社会参与

老年人可以结合自身情况参加有益身心健康的体育健身、文化娱乐等活动，提倡养成科学文明健康的生活方式。

注重生殖健康，避免不安全性行为。

应充分调动家庭亲情照护资源，鼓励家庭成员积极参与老年人健康管理活动。

倡导全社会关爱老年人，实现老有所养、老有所医、老有所为、老有所学、老有所乐。

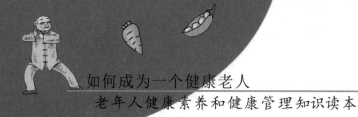
老年突发疾病的家庭自救和急救

为什么要重视老年疾病的家庭自救与急救

由于老年人神经功能衰退，反应不灵敏，视力减退，记忆力减退，对新事物接受能力相对较差，对家用电器、燃气灶的性能不了解，使用中特别容易发生外伤、烫伤、触电、燃气泄漏、煤气中毒、化学品损伤及误服药品等。尤其是患有老年性痴呆的病人，独自在家更易发生意外。

老年人跌倒时易引起骨折、脱臼。老年人常有心、脑血管病变，易发生心绞痛、心肌梗死、心律失常及中风等，甚至可能猝死。老年人吞咽反射差，牙齿松动、脱落，咀嚼能力差，吞咽时易发生噎、呛，阻塞气道导致窒息等，这些都应进行及时的急救和自救，绝不能坐等救护车和医生的到来而丧失最佳救治时机。

据统计，有90%的猝死病例发生在医院以外，也就是"救星"尚未到达现场的空白时间段。在我国，从拨打急救电话到急救车到达现场，平均需要20分钟左右的时间。这段时间对于一个猝死急需救助的病人来说，是一段难熬的"漫长时光"。而现场的黄金抢救时间只有短短的4分钟，这就是急救中常说的"黄金4分钟"。每耽误一分钟，病人的生存机会就会急速下降。

常见疾病的自救与急救措施

老年人在家突然发生意外时，如果无他人在场，神志清醒者应首先自救，然后采取各种措施呼救。如果有亲属在场，亲属不要惊慌失措、手忙脚乱，应根据情况作出判断，进行必要的抢救，然后再送往就近医院。

让更多的老人及其家人了解现代急救知识，掌握基本的急救和自救方法，是当务之急。

（1）原发性高血压病。

原发性高血压病表现：对于老年高血压患者，存在着交感神经兴奋性增高现象，平时主要表现为心率较快，一般都达到 > 85 次 / 分，若患者稍微进

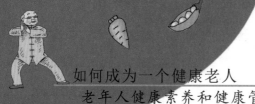

行运动，则可表现出心跳加快、气喘或者面红等临床症状，并且易激动或性格急躁等。也有患者会出现明显的眩晕、视线模糊、头疼耳鸣以及恶心呕吐等症状，若患者不能及时得到降压，可能会导致神志不清，甚至使血管破裂发生脑出血。

发病诱因：高钠和低钾饮食；肥胖和超重；过量饮酒；长期精神紧张等。

自救急救措施：老年高血压患者若出现病症时，首先需要将患者的身体放平，周围保持安静，若有条件者可吸入氧气；若患者出现头痛、呕吐，甚至是神志不清时，需将患者身体放平，同时将头侧向一边，避免因呕吐物吸入呼吸道而发生窒息。

给予降压药舌下含服或口服：①卡托普利运用为25～50mg舌下含服。其通过对血管紧张素转化酶活性进行抑制、舒张小动脉、降低血管紧张素Ⅱ水平，从而降低外周血管阻力，并通过抑制醛固酮分泌，减少水钠潴留。②舌下含服25mg氯丙嗪，能直接对血管进行扩张、对外周 α －肾上腺素受体阻断，从而引起血压下降。但若大剂量使用则可能导致体外性低血压的发生，应用时需要注意。

在自救或急救过程中，若患者还伴有心肌梗死、冠心病或者缺血性中风时，需将其血压降至 140/85 毫米汞柱左右为宜，这样可有效预防由于患者血压过低而引起冠状动脉灌流不足或者再次中风；而对于血压突然升高的老年高血压患者来说，对其降压不能过快，同时也不能将血压降得太低，不然可能会引起心、脑、肾等重要身体脏器的供血不足；对血压突然升高的高血压患者实施急救，待其血压相对平稳之后，可按照以往的服药习惯对其服用降压药。若在家里急救之后，患者的血压仍然无法降至正常水平甚至还有上升迹象时，需立即转送医院进行抢救，以免出现生命危险。

（2）晕厥表现。

晕厥表现为人突然晕倒，短暂失去知觉，很快恢复意识。晕厥与眩晕、昏迷、休克不同。眩晕为自身或周围物体旋转感，无意识丧失；昏迷与意识丧失则有较长病程，不会很快恢复；休克为血压明显下降，初期意识多数是清楚的。

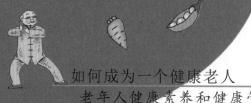
发病诱因：最为常见的是血管神经性晕厥，由血管舒张与收缩发生一过性障碍所引起。因剧烈疼痛、恐惧、空气闷热、针灸、注射时引起，称之为普通晕厥；也可因咳嗽、喷嚏时引起，称为咳嗽晕厥；可因排尿而引起，称为排尿晕厥；可在久坐、久卧后突然起立时，因直立性低血压引起，称为体位性晕厥；也可因穿硬质高领衣服、剃须、刺激颈动脉窦引起晕厥；心脏病病人，可因严重心律失常而发生心源性晕厥，出现两眼上翻、口唇发紫、双手握拳、抽搐等症状。

急救措施：应立即将病人平放，或抬高下肢，促进下肢静脉血液回流心脏，帮助脑正常供血。

解开病人衣领、裤带，妇女应松开胸罩，使其呼吸顺畅。有假牙者，应取出。刚恢复知觉的病人不要立即起立，防止再次晕厥。对心源性晕厥者（一般有心脏病史），应立即用拳捶击心前区进行复苏，如心跳未恢复还应进行胸外心脏按压和人工呼吸。

缓解后，尽快送往就近医院抢救。

（3）中风。

症状表现为：剧烈头疼、流口水、吐字不清，有时可能没有明显头疼，只是说话别扭、半边脸及手脚发麻，这时候可能已有脑血栓形成。

发病诱因：病人大多有高血压及动脉粥样硬化病史，在情绪出现较大波动，或者饮酒、长时间打牌、上网等，都可能使血压升高，诱发脑血管意外。

急救措施：有条件时可先给病人量血压。脑出血时血压要比平时高，随着病情加剧血压还会升高。

解开病人的领口，取出假牙，让病人将备用降压药立刻吃下去，如已不能吞服可把药化成水服下。

不要盲目搬动病人，病人头位也不宜过高，可不用枕头让病人平卧在床上，头偏向一侧。

用冰袋或冷毛巾敷在病人额头上，以减少出血和降低颅内压。

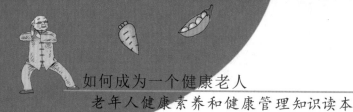

（4）心绞痛。

表现为：

一是情绪大幅波动、过度紧张，导致心前区或胸骨后疼痛，并放射至肩膀及上臂，时间一般会持续3～5分钟，但是在一段时间休整后，会有一定程度的缓解。

二是大量体力劳动或剧烈运动时，出现阻塞性的感觉，如胸闷、心脏不舒服等症状，在休整一段时间后会有一定程度的缓解。

三是在气温较低时出现胸闷、疼痛等症状。

四是在睡觉时，突然感到憋气、心悸，要调整较高枕卧位或是需要站立后才能感觉舒适或适度缓解。

五是在性生活或排便困难时，出现胸痛、心悸。

六是受噪声影响，听到高亢或是嘈杂的声音，会有心跳加速或胸闷的感觉。应立即按照如下方式展开自救：一是患者身边人员应及时搀扶患者平缓坐下或躺下休整，舌下含服硝酸甘油。采取上述措施后，一般 5 分钟左右可以有一定程度的缓解，如遇无法有效缓解的情况，应再次含服硝酸甘油，若还是没有效果，应马上就医。

（5）呼吸、心搏骤停。

表现为患者呼吸突然丧失、抽搐或昏迷；颈动脉、股动脉无搏动，胸廓无运动；以及瞳孔散大，对光线刺激无反应。这就是死亡三大特征。应立即拨打急救电话，同时开展自救急救。

急救方法：迅速解开衣服，清除口内分泌物、假牙等，舌后缩时将舌拉出。

患者需仰卧位，头尽量后仰。立即进行口对口人工呼吸。方法是：将患者置仰卧位，头后仰，迅速松解衣扣和裤带以免妨碍呼吸动作，急救者一手按住额部，另一手抬起颈部。

如病人牙关紧闭或下颌松弛，将抬颈之手来支持下颌并使口部微张，以便于吹气。

急救者一手的拇指和食指捏住病人鼻孔，然后深吸一口气，以嘴唇密封住患者的口部，用力吹气，直至病人胸部隆起为止。

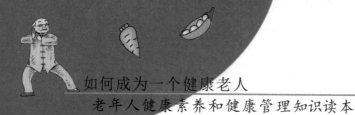

当病人胸部隆起后即停止吹气，放开紧捏的鼻孔，同时将口唇移开，使病人被动呼气。

当病人呼气结束即行第二次吹气，吹气时间约占呼吸周期的 1/3，吹气频率为 14 ～ 16 次 /min。若仅一个人实施复苏术，则每心脏按压 15 次后，迅速大力吹气两口；若两人实施复苏术，则每心脏按压 5 次吹气 1 次。

管理慢性病：老年人如果患有慢性病，如糖尿病、高血压等，应该积极控制病情，保持健康状态。慢性病会降低免疫力，增加感染带状疱疹的风险。

老年人听力下降

听力下降容易导致交流障碍、性格改变、生活质量下降、易发安全事故等，甚至影响心理健康。经科学研究发现，和听力正常的老年人相比，听力受损的老年人思维和记忆会变得更差。当老人出现听力方面的问题时，应该及时干预，主动预防、延缓老年性耳聋的发生和发展。即使老人的听力损失情况十分严重，也可以借助助听装置去改善老年人的听力。常见的助听装置有助听器和人工耳蜗。

助听器

（1）在什么情况下使用助听器

老年耳聋的治疗目前没有新的进展，多在排除或治疗原发疾病的同时，给予扩张内耳血管、营养神经的药物，治疗无效者可佩戴助听器。传统助听器一直被认为是最主要的听力康复干预手段之一，也是大部分老年人的首选。

（2）助听器的选择

从本质上说，助听器是扩音器，按照形状可分为盒式、耳背式、耳内式、耳道式等几类，按照性能可分为模拟助听器、编程助听器和全数字助听器。盒式助听器操作简单，功率大，但是音质较差，容易产生噪声，因价格便宜是目前应用较多的。耳内受话器RIC式助听器近年来也受到老年患者的欢迎。

（3）使用助听器要注意哪些

助听器需要经过耳科医生或听力师详细检查后

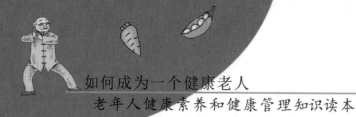

才能选用。验配助听器时，最好到正规医院或者比较大的助听器专卖店，首先进行准确的听力测试，然后根据听力损失性质和程度有针对性地验配助听器，以达到最佳效果。但佩戴了助听器并不意味着听觉功能可以马上恢复到和正常人一样。首先助听器可以解决声音放大的问题，但不能够完全解决"听不清楚"的问题；其次，佩戴助听器之后，需要一段时间的康复适应训练，这段时间需要老人和家人的共同努力。

（4）助听器能治疗或恢复听力损失吗？

助听器只对声音做放大处理，只有辅助作用，起不到治疗作用，拿下来后听力还是和没戴之前的一样，只能起到延缓听力下降的作用。听力下降稳定后，很少有听力恢复或变好的，大部分会随着年龄增长变差。老年人需要用而不用助听器，反而会加重听力困难，加速听觉退化过程。所以，一旦出现听力损失就要及时干预、及时治疗、及时佩戴助听器，可以让老年人的交流更方便。

（5）助听器会让听力变差吗？

很多人戴上助听器一段时间后，摘下助听器，会感觉听力反不如从前了，因此担心助听器会使耳朵越戴越聋。事实上，这种情况是因为大脑已经适应了佩戴助听器后的声音感觉，拿下助听器后，便回到了不能正常听到声音的环境状态，一下子难以适应，如果持续一段时间不戴助听器，会恢复到原来的感觉。

人工耳蜗

当使用助听器也已经无法补偿老年人的听力损失时，可以选择植入耳蜗。现在全世界已把人工耳蜗作为治疗重度聋至全聋的常规方法。人工耳蜗是目前运用最成功的生物医学工程装置。

人工耳蜗是一种电子装置，由体外言语处理器将声音转换为一定编码形式的电信号，通过植入体内的电极系统直接兴奋听神经来恢复或重建聋人的听觉功能。

根据研究，老年植入耳蜗后的效果与年轻人没有显著差异。使用人工耳蜗可以改善双侧重度及极

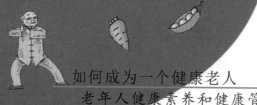

重度感音神经性耳聋患者的认知能力，能够有效地提高老年植入人工耳蜗者独立生活的能力。

植入人工耳蜗要注意哪些？

（1）要到医疗技术完备的正规医院进行植入手术。

（2）人工耳蜗需要手术植入，风险和一般手术差不多，要预防手术并发症，主要包括伤口感染、皮瓣坏死、面瘫、脑膜炎和电极脱出等。

（3）人工耳蜗植入后，需要在专业机构、专业人员、一定时间的专业指导下进行语言康复训练。

（4）注意日常使用保养维护。

老年人的听力健康与影响因素

人的听力健康受多方面影响，如年龄、噪声、耳毒性药物、遗传、中耳感染等。通常把随着年龄的增长，单纯因人体听觉系统退化并导致的听力障碍，称为老年性耳聋。老年性耳聋属于进行性听力减退。

据科学研究显示，与听力正常的老年人相比，听力受损的老年人思维和记忆更差，导致老年人在生活中会出现沟通困难、交流减少等情况，容易失去社交的兴趣，逐渐将自己与外界隔离起来，变得沉默寡言、心理自卑。这不仅影响老年人的生活质量，严重影响老年人的心理健康，甚至导致阿尔茨海默病。

老年人该如何保护听力？

（1）提高老年人的健康素养。

社会、家庭主动关注老年人的听觉健康，帮助提高老年人听觉健康素养，丰富老年人科学护耳知识。

（2）老年人要保持身心愉悦。

老年人应学会自主调节，保持心态放松。老年人若长期处于紧张、焦虑的状态，容易引起血管收缩、血压升高，久之必然殃及听力。因此老年人应根据个人身体情况参加一些文娱体育活动，尽量使自己保持轻松愉快的心情。

（3）注意避开噪声环境。

老年人长期处于噪声环境会烦躁不安、失眠，

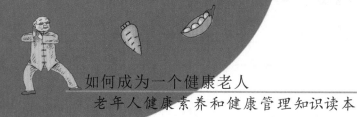
以致血压升高、心脏排出血量减少，影响内耳供血。极强噪声如爆炸声、放炮声会直接损伤内耳器官。在用耳机收听时不宜时间过长，佩戴助听器时音量应调控适当。

（4）多食些富含锌、铁的食品。

平时应多吃些富含锌、铁的食品。含锌比较丰富的食物有洋葱、瘦肉还有海鲜等；含铁比较丰富的食物有羊肝、猪肝或者鸡蛋、菠菜等。锌和铁能够有效地减轻耳朵闷胀感及耳鸣的情况。

（5）戒烟限酒。

烟酒对老年人听力系统的伤害不容忽视。吸烟使血液中尼古丁增加，造成小血管痉挛、血液黏度增加，使内耳供血不足，导致听力损害。长期过量饮酒会影响B族维生素的吸收，将直接有损于听神经。

（6）注意耳毒性药物的损害。

老年人应尽量避免服用耳毒性药物，如庆大霉素、链霉素等。老年人解毒排泄功能低，服用这些药品易引起耳中毒而损害听力。

（7）选择合适的助听器佩戴。

当老年人出现听力下降时，要查明原因，积极治疗、协助恢复，对于听力受损达到一定程度时，要及时使用和佩戴助听设备。

春季养生

（1）避免流感。

春季万物复苏，细菌、病毒也在复苏，老年人应该遵循"勤洗手、多通风、少聚集"的原则，避免流感等传染性疾病。

（2）加强基础性疾病的防控。

冬春交替，气候变化剧烈，此时应当注意老年人的基础性疾病，尤其是高血压、冠心病等心脑血管疾病的反复，注意血压、血糖等基础指标的变化，早防早治。

（3）牢记"春捂秋冻"。

春天孩儿面，一日三变脸。春天，朝暮凉、白昼暖、午夜寒，尤其是早春，寒暖交替，宜"春捂秋冻"，即注重防寒保暖，随气温变化，及时增减衣物，宁

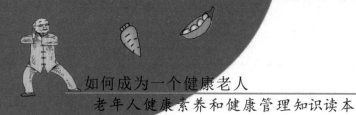

可多"捂"几天，切忌过早脱去冬衣。

（4）适当运动，增强体质。

春季养生，以恢复身体机能为主。这是因为，经过漫长的冬季，许多老年人运动减少，此时，一旦进行运动健身，准备活动宜充分，否则容易造成损伤。

（5）护肝养身，调节身心。

按照中医理论，春天是养肝的季节。老年人要适应春生之气，调适心情，保持恬静、愉悦、舒畅的精神。

（6）清淡饮食，作息规律。

春天爱上火，应多食水果和青菜。老年人除注意饮食外，还要注意规律作息，保证充足的睡眠。

老年人易接触的致癌物质

环境中致癌物质的来源广泛，有的源于自然界，有的源于人工合成。

自然界致癌物质有的来自植物，如苏铁苷、黄樟素；有的来自细菌，如大肠杆菌、肠道菌群；有的来自霉菌，如黄曲霉毒素、镰刀菌素等。

人工合成的致癌物有很多，如多环芳香烃、胺类化合物、抗癌药物等；工业产物，如某些化工原料、染料、农药、药物等；日常生活环境污染物，如香烟烟雾、食品烹调的热裂解产物等。

环境中的化学致癌物主要通过呼吸道、消化道和皮肤接触等进入人体。许多间接致癌物经过人体内某些酶的氧化、还原、水解等化学反应，代激活化成为最终致癌物。最终致癌物与DNA、RNA、蛋白质等发生作用，引起DNA损伤或形成DNA加成物、染色体畸变，使细胞突变和癌变。

日常易于接触的致癌物有哪些？

（1）与酒精相关。

乙醛：是乙醇在人体内代谢的中间产物。乙醛会造成细胞中的DNA损伤或双链断裂，从而致癌。

乙醇：不仅能代谢产生乙醛，还会在酶的作用下生成大量氧自由基，导致肝细胞癌变。

含酒精饮料用品：酒、酒精饮料在生产发酵、

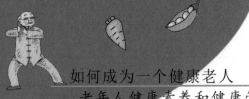

蒸馏过程中还可能产生多环芳香烃类（如苯并芘）等致癌物。

（2）烟草。

吸烟：香烟中含大量苯并芘等多环芳烃、酚类化合物、甲醛等致癌物。

二手烟草烟雾：吸烟者吐出的冷烟雾中，焦油含量比吸烟者吸入的热烟雾中的多1倍，苯并芘多2倍。

无烟烟草：包括嚼烟和鼻烟等，尼古丁和亚硝胺含量更高，并含甲醛、砷、镉等致癌物。

存在于烟草和烟气中的氮亚硝胺化合物可诱导产生多种癌症，主要包括N'-亚硝基降烟碱（NNN）和4-（N-甲基亚硝胺基）-1-（3-吡啶基）-1-丁酮（NNK）化合物。

（3）加工过的肉类：腌制肉类含有较多亚硝酸盐、磷酸盐，熏制肉类含有多环芳香烃化合物（苯并芘）。

（4）中式咸鱼：腌制过程产生大量亚硝酸盐，可能与鼻咽癌相关。

（5）槟榔及其制品。

槟榔：含有的生物碱，会破坏黏膜细胞的细胞膜，破坏细胞的DNA。

含烟草的槟榔嚼块：致癌原因与槟榔果相似，烟草增加了槟榔的毒性。

不含烟草的槟榔嚼块：致癌原因与槟榔果相似。

（6）空气污染：易导致肺癌，患膀胱癌的风险也会增加；可吸入颗粒物PM10和PM2.5等也被认为对人体健康危害极大，会增加患癌风险。

（7）柴油发动机尾气：尾气中含有上百种不同的化合物，已证实与肺癌、膀胱癌有关联性。

（8）家庭烧煤室内排放：会排放出以苯并芘为代表的致癌物，易诱发肺癌。

（9）苯并芘：存在于煤焦油中的化学物质，而煤焦油常见于汽车尾气、烟草与木材燃烧产生的烟和炭烤食物中。

（10）苯：石油化工基本原料，油漆、墙纸、地毯、打印机、汽车尾气、合成纤维、建筑装饰材料、

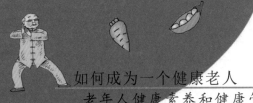

人造板家具和香烟的烟中都含有苯。苯在人体中代谢的产物会导致 DNA 链断裂和破碎，诱发白血病。

（11）甲醛：普通人主要通过新装修家居中的人造板材接触到甲醛，可导致鼻咽癌、新生儿畸形、儿童白血病、骨髓性白血病等。

（12）未经处理或轻度处理的矿物油：用于制造发乳、发油、发蜡、口红、面油、护肤脂等，含多种烃类物质，多环芳香烃、重金属等杂质可能诱发癌症。

（13）油炸食品与腌制食品：是我们家庭中最为常见的致癌物，油炸食品在油炸的过程中，会产生大量的有毒物质丙烯胱胺，因此长时间食用油炸食物不仅会诱发癌症，而且也容易对我们的神经系统造成损伤。

（14）黄曲霉毒素：目前已知的最强致癌物质之一。1毫克就可以导致癌症，如果一次摄入20毫克，将直接导致成年人死亡。黄曲霉毒素经常出现在发霉的食物中，尤其是花生、玉米等淀粉含量高的食物，所以这些食物一旦发霉，必须扔掉，禁止食用。

老年人新冠感染后的营养攻略

大多数的老年新冠患者合并有多种基础疾病，并且存在营养不良、免疫力低下的情况，如果得不到及时、足够的营养补充，就会出现不同程度的蛋白质消耗，影响器官正常的结构和功能，最终导致多器官功能衰竭，从而影响患者的预后。所以，要把营养管理贯穿于整个新冠病毒感染防治的前中后期，建议老年朋友们：

（1）保证均衡营养。

在保证食物多样化的同时，保证优质蛋白质类食物的摄入，如鸡蛋、瘦肉、牛奶、大豆等制品。同时注意新鲜蔬果的摄入。

（2）食易消化食物。

新冠感染后食欲会降低，且消化功能减退，宜进食易消化的食物。老年人多有牙齿缺损，消化液分泌不足，胃肠蠕动减弱，建议将食物切小切碎后

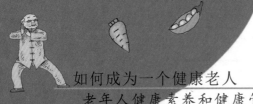

烹调，延长烹调时间，食用时多咀嚼，减少消化吸收负担。

（3）选择少量多餐。

老年患者消化功能减退，建议增加进餐次数，进而减轻胃肠道的负担。吞咽困难者，需要调整食物性状，需小口缓慢进食，避免呛咳，避免误吸而导致吸入性肺炎。

（4）足量水分摄入。

建议少量多次饮水，以补充水分，保持口腔和黏膜的湿润，保证基本的新陈代谢。饮用水可选择温热的白开水、淡茶水、蔬菜汤或新鲜果汁。

（5）制订营养方案。

对发热、咽痛和胃肠反应严重导致不能正常进食或进食不足、病情较重的老年人可用全营养配方的医学营养制剂代替或部分代替普通膳食。

老年患者病情多变，除了要时刻关注患者胃肠道的耐受性、一般状态及了解患者食欲变化外，也应密切监测血氧、血糖、血常规、肝肾功能、电解质的情况，对于有基础疾病的老年人群，更需要密切监测病情变化，以便及时调整治疗方案。

老年新冠感染患者如何应对 "沉默性缺氧"

在新冠病毒感染人群中，老年患者由于身体机能老化、免疫力退化等，向来是需要格外关注的人群。最近，随着收治的老年病例的增多，老年群体中出现的"沉默性缺氧"问题也引发了广泛关注。血氧仪、制氧机，甚至连具有测血氧功能的智能手表也成了抢手货。那么，什么是"沉默性缺氧"？我们应该如何预防"沉默性缺氧"？

1. 老年人群应做好健康监测

感染新冠病毒后，每个人的症状都各不相同。老年人出现重症的比例比年轻人更高，这与老年人机体功能下降，以及不少老年人都伴有基础疾病有关，比如慢阻肺、哮喘、间质肺、高血压、糖尿病、心脏病等。这类患者，当感染新冠病毒之后，会导致原有的一些基础疾病加重，出现重症的概率会更

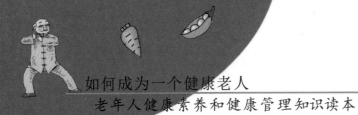

大；而且在感染之后，也会更容易出现一些严重并发症，尤其是高龄老人。家人应注意做好老人居家治疗时的健康监测。

2.家人应注意监测老人的哪些指标

须做好体温、血压、脉搏以及血氧饱和度的情况监测。因为新冠病毒最主要的损害在肺部，所以血氧饱和度是要监测的一个重要指标。如果病人血液中与氧气结合的血红蛋白占全部血红蛋白的比例低，也就是常说的血氧饱和度低，这时会出现"低氧血症"。一般情况下，严重的"低氧血症"往往会导致呼吸困难，但"沉默性缺氧"的患者虽然血氧饱和度水平会降至极低，但却不会出现任何胸闷、憋喘等呼吸困难的相关症状，也称为"无症状低氧血症"。

3."沉默性缺氧"的表现

缺氧会损害人体脏器组织，一般情况下，人缺氧时，会出现一系列的"示警"反应，来提醒身体注意，但此次新冠病毒感染引起的"沉默性缺氧"则隐蔽性很强，个别的病人没有什么表现，他觉得自己和正常人完全一样，但是检测时发现出来已经缺氧了。这个情况更危险，因为病人觉得自己没有症状，可能干活还很卖力，这时候一旦出现严重的氧供需问题，就会出现例如心源性猝死等更危险的情况。这种情况应引起重视，以防掩盖病情，延误了病人治疗的第一时机。

4. 隐蔽性强，指脉氧检测可及时发现

（1）这种危险的"沉默"，多见于老年人和同时患有冠心病、慢阻肺等严重基础疾病的新冠病毒感染患者。而要想发现"沉默性缺氧"，最好的办法是定期进行指脉氧检测。有专家介绍："我们可以自己买一些指脉氧的夹子，夹在手上观察指脉氧数值。通常来说，如果指脉氧低于93%就说明病情很重，就要来医院了。"

（2）缺氧时身体状态变差，及时关注呼吸心率。如果手边没有测量血氧饱和度的仪器，又该怎么办呢？虽然"沉默性缺氧"不会出现显著的呼吸急促等症状，但缺氧时，病人的身体状态会整体下滑，

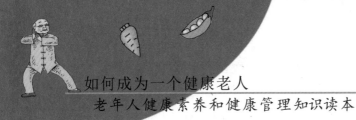

比如出现乏力萎靡甚至昏迷等情况，患者及家属要引起警觉，及早就医。

（3）老年人尤其要关注自己的心跳和呼吸，如果呼吸明显急促了，还伴有心率增快。如果发热的时候，心率增快倒是可以理解，如果是不发热的时候，心率还是明显增快了，每分钟达100多次，要尽早到医院检查。

（4）还可通过观察患者的皮肤变色（变红或变紫），出现发绀（嘴唇颜色变为蓝色或紫色）以及耐力下降（轻度体力工作、平地步行100米或上两层楼就会大量出汗或气短）等方式识别"沉默性缺氧"。

5. 利于疾病康复的建议

老年人要注意营养，增强自身抵抗力。不少老年人存在营养不良、营养不平衡的情况。广大老年人在兼顾一些饮食要求的前提下，还是要保证营养，摄入充足的蛋白质和维生素等。新冠病毒感染是个急性病，许多老年人又有基础病，在感染新冠病毒之后，有很多人都会食欲不好，即使不想吃东西，也要尽量吃一些，尤其是发烧时。要补充水分、电解质等，哪怕是米汤里加一点盐，或者吃一些高蛋白的东西，比如说瘦肉、鱼肉等。有些老年人平常营养状况可能也不好，可以适量吃些蛋白粉。营养不良，也是对健康有危害的。加强营养，有利于增强免疫力、促进康复。

老年人要保证充足睡眠，适当散步、做操等。疫苗是保护脆弱群体最好的手段，尚未接种疫苗的老年人，只要符合条件，应抓紧时间尽快接种。有慢性病的老年人，要保证病情稳定，要遵医嘱坚持规范治疗。老年人还应减少聚餐聚会，外出时一定要戴好口罩。在家每天开窗通风，勤洗手，保持室内清洁卫生等。

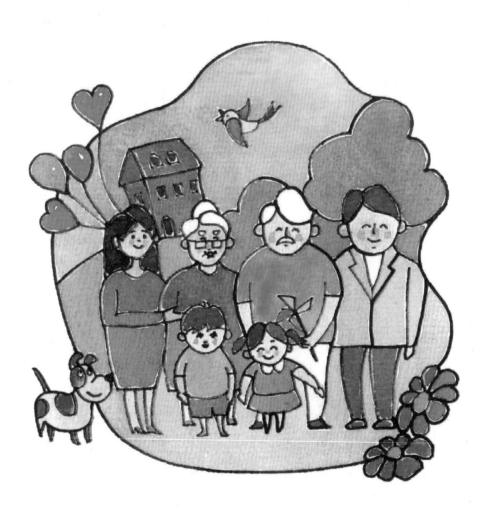

【参考文献】

[1] M S Niederman, C Cilloniz. Aspiration pneumonia[J]. Rev Esp Quimioter.2022; 35(Suppl 1):73–77.

[2] 邯郸，郑松柏 . 老年人感染研究进展 [J/OL]. 中华老年病研究电子杂志，2014;1(1):39–42.

[3] 朱惠莉，张小微 . 老年人感染性疾病及治疗的特点 [J]. 上海医药，2012; 33(19):15–17.

[4] 张宁 . 老年人，这些疫苗请接种 [J]. 大众健康，2020;12:46–47.

[5] 国家免疫规划技术工作组流感疫苗工作组 . 中国流感疫苗预防接种技术指南（2020—2021）[J]. 中华流行病学杂志，2020;41(10):1555–1576.

[6] 老年人流感和肺炎链球菌疫苗接种中国专家建议写作组，中华医学会老年医学分会呼吸学组 . 老年人流感和肺炎链球菌疫苗接种中国专家建议 [J/OL]. 中华老年病研究电子杂志，2018;5(2):1–10.

[7] 王富珍，张伟，汤奋扬，等 . 美国和加拿大免疫实践咨询委员会带状疱疹疫苗接种指南解读 [J]. 中华医学杂志，2021;101(5):363–368.

[8] 中华人民共和国国家卫生健康委员会 . 新冠病毒疫苗接种技术指南 [J]. 中华临床感染病杂志，2021;14(2):89–90.

[9] Chen X，Giles J，Yao Y，etal. The path to healthy ageing

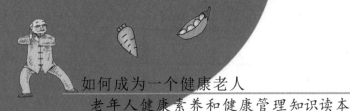

in China: a Peking University—Lancet Commission[J]. Lancet,2022.400(10367): 1967–2006.

[10] Li L， Liu Y， Wu P， etal. Influenza—associated excess respiratory mortality in China, 2010–15: a population–based study[J]. Lancet Public Health, 2019. 4(9):e473–e481.

[11] Li Y， An Z， Yin D， etal. Disease Burden Due to Herpes Zoster among Population Aged ≥ 50 Years Old in China: A Community Based Retrospective Survey[J]. PLoS One, 2016. 11(4):e0152660.

[12] 中国疾病预防控制中心新型冠状病毒肺炎应急响应机制流行病学组. 新型冠状病毒肺炎流行病学特征分析 [J]. 中华流行病学杂志， 2020. 41(2):145–151.